Sous la direction de
Patrick Martin-Mattera, Claudine Combier,
Annick Delaleu

DÉSIR DE SOIGNER ?

Application au champ de la santé mentale

Cahiers de l'IPSA n°24

L'HARMATTAN

Illustration de couverture :

Centre de santé mentale angevin (CESAME),
49137 Sainte-Gemmes-sur-Loire.

Photo de Pierre Combier,
p.combier@orange.fr

5-7, rue de l'École-Polytechnique ; 75005 Paris

http://www.librairieharmattan.com
diffusion.harmattan@wanadoo.fr
harmattan1@wanadoo.fr

ISBN : 978-2-296-11436-4
EAN : 9782296114364

SOMMAIRE

Avant-propos

Ce livre rassemble les communications faites lors de la 7e biennale du Collège des psychologues du Centre de santé mentale angevin (CESAME), une journée d'étude intitulée « Désir de soigner ? » qui eut lieu le 20 mars 2009, en collaboration avec le Collège des psychologues du Centre hospitalier universitaire d'Angers, le département de psychologie de l'Université d'Angers et l'Institut de psychologie et sociologie appliquées (IPSA) de l'Université Catholique de l'Ouest (UCO).

Le « désir de soigner » est ici supposé aux acteurs du champ de la santé, non pas en ce qu'il viendrait forcément motiver et soutenir leurs pratiques, mais surtout en tant qu'il en constitue un aspect qu'il faut interroger sans cesse, au cas par cas, pour que ce travail au quotidien relève encore de la rencontre avec l'autre, et ne sombre pas dans la mécanique des gestes techniques que l'on fait sans y penser. On peut dire aussi que pour chaque personne engagée auprès d'autrui dans le souci du soin, le temps qui passe menace d'effacer progressivement la nécessité de cette interrogation, si bien que le désir de soigner pourrait devenir, au fil des jours, une sorte d'inconscient de la pratique, un élément oublié mais non disparu, et qui, dans l'ombre, guiderait nos actes sans question. Ce risque, sans doute, est ce contre quoi ceux qui travaillent dans les lieux où l'on soigne, luttent sans cesse, pour forger et renouveler, au fur et à mesure, l'intérêt de leur pratique.

Quelle place alors occupe le désir de soigner dans ce qui rassemble ceux qui travaillent dans le champ de la santé ? Du soin *songne* – nécessité, besoin – au soin *sonium* – souci, chagrin –, diverses représentations guident les uns et les autres dans l'accompagnement d'un sujet en souffrance. Que soutient donc le désir de soigner ? Et qui ou quoi sustente ce désir-là ? Qu'est-ce qui motive les acteurs du soin dans les fonctions qu'ils assument ? Ceux qui accueillent la plainte et la parole d'un autre – enfant, adolescent, adulte – parient sur les effets de leur acte qui a chance d'opérer là où la personne s'éprouve embarrassée, empêchée, invalidée.

Qu'en est-il des modalités possibles de traitement psychologique, psychanalytique, médical, psychiatrique, social, éducatif… ?

Lors de la journée d'étude ont été élaborés des éléments de réponse à ces questions, selon quatre axes de réflexion qui constituent dans ce livre quatre parties :

1- Construction et réparation du lien social

Dans un espace à la fois lieu de parole, d'échanges, de vie, il est nécessaire de permettre que puissent s'organiser une réalité sociale, un lieu d'existence, pour un sujet dont les troubles psychiques oblitèrent ses possibilités de retour dans la communauté.

2- Psychologues dans le champ psychothérapique

La psychothérapie constitue une part de plus en plus importante dans l'exercice des psychologues. Quelle(s) spécificité(s) se dégage(nt) de leur fonction et que peuvent-ils apporter à d'autres pratiquant dans ce champ ?

3- Formes du transfert et effets de la rencontre

Véritablement, à qui s'adresse le sujet et depuis quel lieu lui répond-on ? En quoi la relation entre un sujet souffrant et un autre qui le reçoit – un thérapeute, un groupe, une institution – opère dans la dynamique du soin ?

4- Désir du soignant et traitement du sujet

Il est indispensable de reconnaître le choix du symptôme, symptôme que la personne malade souvent se reproche. En quoi, et comment, l'orientation du thérapeute lui-même entraîne pour celui que l'on dit malade une véritable « rectification » de sa position de sujet qui, changeant de discours, inaugure un nouveau lien social ?

Remerciements

Nous adressons tous nos remerciements au Centre de santé mentale angevin (CESAME), et particulièrement à/au :

– Gilles Salaün, directeur général,
– Karine Gillette, directrice des ressources humaines,
– Arbia Bodet et son équipe au service de la formation permanente,
– Pierre Lacoste, directeur des services économiques et techniques,
– personnel adjoint,
– et à l'ensemble des psychologues du Collège,

– ainsi qu'à Sylvie Humeau, secrétaire éditoriale, IRFA, UCO.

Conférences introductives

La violence dans le soin

Albert CICCONE*

Mon propos concernera la violence dans le soin, dont l'une des sources se situe dans le « désir de soigner ». Nous verrons comment ce désir rencontre des contraintes sociales, institutionnelles, potentiellement porteuses de violences. Nous verrons comment l'actualisation de ce désir de soigner est potentiellement génératrice de violences. Je parlerai du soin en général, mais aussi du soin psychique, dont la pratique m'est évidemment plus familière.

Violence inévitable du soin

Le soin en général, et le soin psychique en particulier, contiennent une part inévitable de violence. Le soin du psychisme est par essence porteur d'une certaine violence. Il n'y a pas de plus grave outrage que de pénétrer dans la vie privée du psychisme d'un autre, disait Bion[1]. Il en est de même de l'aide apportée au corps, avec les exigences d'adaptation, de réparation, de mieux-être qui la constituent.

---

* Psychologue, Psychanalyste, Professeur de psychopathologie et de psychologie clinique à l'Université Lyon 2.

1 BION W.R., *The Italian Seminars*, [*Séminaires italiens. Bion à Rome*] (1977), trad. française, Paris : Éd. In Press, 2005.

Si le soin psychique et corporel contient une dose inévitable de violence, il contient aussi une dose inévitable de séduction. Il faut, en effet, convaincre l'autre qu'on lui veut du bien, qu'il doit parfois participer à un projet qui n'est pas toujours le sien mais d'abord celui du soignant, et qui n'apporte pas un mieux-être ou un réconfort immédiat ; il faut que le patient accepte *a minima* le désir qu'a le soignant à son égard, même si ce désir concerne le fait que le patient doit avoir un désir pour lui-même et par lui-même. Une part de séduction, comme de violence, est donc intrinsèque au soin.

Mais il existe bien sûr des violences évitables, inutiles. Celles-ci peuvent être spectaculaires et dramatiques, ou bien beaucoup plus discrètes et clandestines. Et c'est à celles-ci que je vais m'intéresser.

Violence du transfert du soignant : à qui s'adresse le soin ?

Une part de cette violence tient à ce qu'on peut appeler le « transfert du soignant ». À qui s'adresse le soin dispensé par le soignant ? Que masque le désir même de soigner ?

Les vocations soignantes émergent bien sûr des histoires personnelles et trouvent leurs sources dans des expériences plus ou moins traumatiques. Le soignant peut avoir été, par exemple, un enfant confronté à l'exigence de soigner son propre parent, sa mère ou son père, ou un membre de sa fratrie ; il peut être soumis à l'impératif de faire exister un parent bienveillant, de perpétuer ou de commémorer une attention parentale et une préoccupation parentale primaire dont il a manqué, qu'il a perdue, qui a été en échec, etc. Dans tous les cas, quelque chose d'une expérience infantile est à réparer chez le soignant. Et le soignant sera en attente devant le patient, de qui il attend que celui-ci répare l'expérience infantile du soignant.

On a toujours quelque chose à réparer de son histoire infantile, ou de l'histoire de ses propres parents. On a tous des blessures, des traumatismes, des fractures, des échecs, des frustrations à réparer. En général, quand on devient parent on répare ou on tente de réparer ces échecs, ces douleurs, on tente de maintenir en vie un bon parent. Si devenir parent suffit la plupart du temps à réparer l'histoire infantile, lorsque cela ne suffit pas, ou lorsqu'on imagine que cela ne suffira pas, on devient alors psychologue, psychanalyste, médecin, éducateur, puéricultrice, etc. On passe sa vie à réparer chez les autres ce qu'on n'a pas pu réparer chez soi.

Bref, si le soin s'adresse manifestement au patient, il s'adresse inconsciemment à un autre, objet de transfert, et l'acte de soin sera porteur de tout un cortège de sentiments, d'émotions, d'affects qui concernent cet autre et qui chargeront ou infiltreront le lien au patient. Il y a là une source de violence, car une telle conjoncture n'est bien sûr pas exempte d'ambivalence et de conflictualités de toutes sortes. Les sentiments les plus louables peuvent masquer ainsi des mouvements bien moins nobles. On sait que des pensées très généreuses et très vertueuses peuvent recouvrir des désirs beaucoup plus mesquins et pernicieux. On connaît les liens entre la pruderie et l'analité. Le désir de faire le bien à tout prix peut donc représenter un contre-investissement de désirs violents, destructeurs, sadiques. L'ambivalence, et son pôle « négatif », inconscient, transparaîtra ainsi dans nombre de petites violences quotidiennes.

Absence de « préoccupation soignante primaire »

Une autre source de ces violences quotidiennes relève d'une absence ou d'un manque de formation, il est classique de le dire. Mais ce qui manque, c'est surtout ce qu'on peut appeler une « préoccupation soignante primaire », sur le modèle de la « préoccupation maternelle primaire » dont parlait Winnicott[2]. C'est une sensibilité à l'autre, à sa vie émotionnelle, qui fait défaut – et nous en verrons quelques raisons. Il n'est pas sûr que la formation suffise à construire cette préoccupation soignante primaire, tout comme on

2 WINNICOTT D.W., « La préoccupation maternelle primaire » (1956), trad. française, in *De la pédiatrie à la psychanalyse*, Paris : Éd. Payot, 1976, pp. 168-174.

peut toujours essayer de former une mère à être mère, aucune formation ne lui apprendra à aimer son enfant.

Tout le monde a sans doute l'expérience de ces violences quotidiennes, courantes, banales ou banalisées, mais très violentes, de la part du monde soignant, pas toujours sensible à l'angoisse, à la détresse des patients. Les anecdotes ne manquent pas.

Je peux relater une expérience personnelle récente concernant une amie qui a dû rejoindre son père, très âgé, dans le service d'urgence d'un hôpital où il a été admis car il a fait une chute. Je passe sur l'attente interminable dans le couloir glacial du service des urgences. L'examen médical ne montre rien de préoccupant, mais l'interne décide de garder la personne en observation. Le lendemain, lorsque cette amie retourne voir son père, elle le trouve nu sous un tablier ou un vêtement de l'hôpital, assis et attaché à son fauteuil. Il n'y a pas de mots pour décrire la manière dont elle est sidérée, horrifiée. Son père a lui-même un regard totalement perdu. On lui explique qu'il a voulu se lever la nuit et est tombé. Et que, bien sûr, on manque de personnel, etc. Son père la supplie de le rhabiller et de le ramener chez lui. Après avoir demandé de l'aide, et alors que personne ne vient – par manque de personnel, toujours –, elle le détache et le rhabille elle-même. On le transfère dans un autre service, là où il y a de la place : un service de gastroentérologie, spécialisé dans les problèmes d'alcoolisme. Le jeune interne qui le reçoit consulte rapidement le dossier, comprend qu'il lui arrive de tomber et lui demande : « *Alors papy, combien de litres de vin buvez-vous par jour ?* ». Après la sidération, c'est une réaction de colère que manifeste enfin cette amie, avant que n'arrive un médecin un peu plus attentif et sensible.

Violences des requêtes sociales

D'autres sources de violences dans le soin se situent dans le champ social.

Modèles économiques

La violence sociale transparaît d'abord dans les modèles et les logiques que le discours social promeut : logiques économiques, gestionnaires, pragmatiques, rationnelles, normatives, c'est-à-dire toujours simplificatrices. Ces logiques émanent du positivisme ambiant qui recherche la technicité, la scientificité afin que tout soit mesurable, évaluable, projetable – on en fait particulièrement l'expérience actuellement. On peut dire que ces logiques correspondent bien sûr à une demande sociale, demande où le penseur, par exemple, est convoqué pour donner des réponses et non pas pour poser des questions. Donner des réponses, c'est-à-dire empêcher de penser.

On empêche de penser, on n'interdit pas, comme le souligne bien Christophe Dejours[3] (2001), dont j'aime bien reprendre la distinction. La différence est essentielle : entre interdire et empêcher, il y a la même différence que celle qui sépare la dictature du néo-libéralisme, précise Dejours. Et, comme on en fait quotidiennement l'expérience, le système néo-libéral de conduite des entreprises, avec ses objectifs de gestion et de rentabilité, a jeté son dévolu sur les hôpitaux, les centres de soin, et les universités. Ce système n'interdit pas de penser, il empêche de penser. Cette violence, cet empêchement de penser redouble la difficulté de penser dans laquelle nous plonge la folie, le handicap, la maladie grave – j'y reviendrai.

Une patiente, psychologue et conseillère d'orientation, m'expliquait récemment que les orientations ou les propositions d'orientation seraient dorénavant faites par un logiciel informatique : on entrerait les caractéristiques du parcours de l'élève ou du sujet, ses résultats scolaires et ses notes bien entendu, et l'ordinateur sélectionnerait l'orientation ou la formation la plus pertinente pour l'enfant. Quand cette psychologue a demandé à son chef, qui se réjouissait de cette avancée technologique et pragmatique, comment

3 DEJOURS C., « Le travail entre banalisation du mal et émancipation » (2001), in collectif sous la dir. de Henri-Pierre Bass, Marie-Laure Dimon, Suzanne Ferrières-Pestureau et *alii* : *D'un siècle à l'autre, la violence en héritage*, Paris : Éd. In Press, pp. 19-34.

cela était possible, et comment on allait tenir compte du désir de l'élève lui-même, celui-ci a rétorqué : « *Ah ! Si vous commencez à demander leur avis aux enfants !* »...

À propos de ces logiques marchandes et productivistes, je peux décrire un document que j'ai reçu il y a quelque temps par l'administration d'un hôpital dans lequel j'intervenais comme superviseur d'une équipe. Ce document est tout à fait illustratif – même s'il est anecdotique.

Il s'agit d'un « bon de commande ». Sont indiqués le numéro de la commande, le numéro du fournisseur (c'est moi, le fournisseur), le numéro du marché, la date de livraison, l'adresse de livraison. Il y a ensuite trois colonnes. La première a pour titre « Désignation » : « *Analyse de la pratique* ». La seconde, « Quantité commandée » : « *Deux unités* ». La troisième, « Conditions générales » : « *Les marchandises doivent être obligatoirement livrées à l'adresse indiquée...* » ; « *Les factures doivent être établies en trois exemplaires...* » ; « *Les fournisseurs ne devront honorer que les bons signés par le directeur des services économiques ou le pharmacien chef de service* » (être commandé par le directeur des services économiques est déjà douteux, mais le pharmacien chef ?) Le document est évidemment signé par le directeur des services économiques. Et en bas, un gros tampon rouge indique : « *Attention, accès au magasin interdit aux camions de plus de vingt tonnes !* »... Cela laisse méditatif quant au poids du savoir psychologique.

Bref, on peut dire que ces forces, ces pressions que l'on subit font violence à la pensée, à l'activité de pensée. La promotion de la scientificité, tout comme l'alibi économique, favorisent une production industrielle du savoir. Cela est bien différent du travail de pensée qui ne peut se faire que dans le bricolage, l'artisanat.

On peut faire un lien avec ce qui se passe actuellement dans les universités, et souligner la manière dont les réformes qui sont imposées de force répondent à une entreprise de réduction des espaces de pensées. Celle-ci transparaît, par exemple, dans la tentative d'isoler la recherche de l'enseignement, avec la promotion d'une recherche d'excellence, de pointe, élitiste, avec des chercheurs de plus en plus rares et qui feront de moins en moins d'enseignement – conception qui malmène les espaces de pensée dont l'université est garante –, tout comme dans la tentative d'imposer à l'université, comme ailleurs (à l'hôpital), le modèle de l'entreprise, avec la promotion des valeurs de compétition, de concurrence, de rivalité.

Représentations de la déviance : la distribution sociale d'illusions

Une autre forme de violence sociale provient de la représentation sociale de la folie, de la déviance, du handicap, et du soin à apporter. L'attente sociale est une attente de réparation du dommage, et elle place les praticiens et les institutions en position de distributeurs d'illusions, d'une certaine manière, dans la mesure où ces derniers ne peuvent pas réaliser ce qui est attendu – ce qui ne signifie pas qu'ils ne peuvent rien réaliser. Mais les institutions et les praticiens ont d'abord une fonction mythique, comme le souligne très bien un maître et ami, Alain-Noël Henri[4] : ce qui intéresse le social, en effet, c'est qu'il y ait quelque part des gens qui sachent, qui s'occupent du handicap, de l'exclusion, de la maladie mentale..., ou plutôt qui discourent à son sujet. C'est ce que le social demande et veut savoir. Ce qui se passe réellement dans les institutions intéresse peu de monde, à quelques exceptions près, sauf si quelqu'un détourne des fonds ou abuse des enfants... Ce qui compte c'est qu'il y ait des experts qui s'occupent du problème, et dont certains viendront éventuellement de temps en temps discourir à la télévision pour bien montrer qu'ils sont experts. Tous les experts distribuent de l'illusion – en partie – dès lors qu'ils répondent à une requête sociale.

Bien sûr, le savoir fait évoluer l'attente et la demande sociales. Mais le savoir lui aussi est mythique, ou a une fonction mythique. Il en est ainsi, par exemple, du savoir psychologique ou psychanalytique, qui a fortement imprégné les pratiques qui s'adressent à l'anormalité, l'anomalie, la marginalité, l'inadaptation, les pratiques de la « mésinscription », selon la formule d'Alain-Noël Henri.

---

4 HENRI A.-N., MERCADER P. et *alii*, *La Formation en psychologie. Filiation bâtarde, transmission troublée*, Lyon : PUL, 2004.

La fonction secondaire de ce savoir, psychologique, psychanalytique, et de ces pratiques, de ces compétences en appui sur ce savoir, consiste bien sûr à œuvrer pour le bien des sujets stigmatisés (de la même manière que les mises au bûcher ou les envois en pèlerinage avaient pour fin le salut des âmes, et l'enfermement la remise en droit chemin des égarés). Mais sa fonction essentielle consiste, comme le dit Alain-Noël Henri, à conjurer le trouble dans l'ordre symbolique induit par l'écart, le pathos, la déviance, la folie…, non plus par la simple disparition physique du déviant (qui était auparavant exilé, brûlé, enfermé...), mais par la seule garantie magique du savoir mythique. Ce savoir est mythique non pas en ce qu'il est faux ou irréel, précise Alain-Noël Henri, car ce savoir est bien réel, mais « *il est mythique en ce que ce qui fait sa vertu sociale est la croyance dont il est l'objet* »[5]. C'est ce savoir mythique qui autorise le maintien du déviant dans l'espace social. « Il y a quelque part quelqu'un qui sait », c'est cela qui est essentiel. Et cela traduit, encore une fois, la fonction symbolique de toutes les institutions : il y a quelque part des experts qui savent.

Il faut, bien sûr, que ces pratiques soignantes soient adossées à un discours savant, et produisent du discours savant, qui bien sûr doit être paré des stigmates de la scientificité pour remplir sa fonction symbolique – ce qui est le cas du discours psychologique et psychanalytique ainsi utilisé. On voit bien à l'Université, par exemple, comment un tel discours tente de se parer des stigmates de la scientificité.

Donc nous tous – praticiens, experts – participons à la distribution sociale d'illusions, parce que c'est ce qui est attendu de nous, c'est pour cela que nos professions ont été instituées. Cela ne signifie pas, encore une fois, que nous ne faisons rien, ou rien d'autre que de distribuer de l'illusion. Mais pour le social, nous le faisons.

---

5 *Op. cit.*, p. 204.

L'organisation institutionnelle

Une autre source de violence dans le soin est inhérente à l'organisation institutionnelle qui garantit elle-même les pratiques soignantes. Je me référerai d'abord, pour préciser cette idée, à Donald Meltzer[6] qui décrit très bien comment les institutions, lorsqu'elles sont organisées par la hiérarchie (ce qui est quasiment toujours le cas) fonctionnent toujours selon un système de tyrannie-et-soumission (il parlait des institutions qu'il connaissait le mieux : les institutions psychanalytiques – mais on peut dire cela de toutes les institutions). Les groupes, les institutions, chaque fois qu'ils sont structurés par la hiérarchie, tendent à s'organiser selon les « mentalités de groupe » au sens que donnait Bion[7] à ce terme, ou selon les logiques du « claustrum » tel que le décrit Meltzer[8] – le « claustrum » qui définit une zone de la réalité psychique dans laquelle se déploient en particulier le sadomasochisme et la tyrannie-et-soumission, avec une « mentalité » marquée par l'omnipotence ou l'omniscience et ses différentes figures, par l'excitation qui remplace l'intimité émotionnelle, et par l'imposture – l'identité développée étant une identité pseudo. Ce qui manque dans cet univers, c'est l'atmosphère d'une vie familiale, dit Meltzer, c'est-à-dire en particulier une différenciation nette entre adultes et enfants quant aux capacités, aux responsabilités, aux prérogatives, une distinction claire des expériences infantiles et des expériences adultes. À cette organisation intrinsèque se substitue entièrement la hiérarchie.

Si Meltzer montre que les organisations institutionnelles hiérarchisées reposent toujours sur un système de tyrannie-et-soumission, avec les différentes caractéristiques que je viens d'énoncer, il montre aussi comment le « groupe de travail » (au sens que donnait Bion à ce terme) continue malgré tout et heureusement

---

6 MELTZER D., *Le Claustrum* (1992), trad. française, Larmor-Plage : Le Hublot, 1999.
7 BION W.R., *Recherches sur les petits groupes* (1961), trad. française, Paris : PUF, 1982.
8 Cf. aussi CICCONE A. et *alii*, *Psychanalyse du lien tyrannique* (2003), Paris : Éd. Dunod.

d'exister, même dans les conditions les plus barbares, mais en étant cependant toujours condamné à la clandestinité.

Et je défends l'idée, pour ce qui concerne le travail de soin psychique, qu'un tel travail dans une institution ne peut qu'être clandestin, parce qu'il est antagoniste avec les logiques de l'organisation institutionnelle. Je vais simplement, pour illustrer cette idée, prendre un exemple d'un temps institutionnel, pour souligner son antagonisme avec un travail thérapeutique, psychanalytique : la réunion de synthèse.

C'est un moment important dans les institutions. Il permet de réunir une équipe, de rassembler des points de vue, d'élaborer des projets, etc. Il est aussi le siège, le théâtre de nombres de conflictualités institutionnelles. On peut dégager quelques caractéristiques qui pointent le décalage d'un tel temps institutionnel avec les logiques d'un travail de soin psychique.

• Dans une réunion de synthèse il y a un leader, un chef, qui organise la réunion, fait un ordre du jour, fait respecter le timing pour chaque point abordé. Dans un travail thérapeutique, il n'y a jamais d'ordre du jour. On ne décide pas de ce dont on doit parler. L'essentiel n'est jamais connu. L'essentiel se dégage à l'insu même des protagonistes.

• Dans une réunion de synthèse, le chef, le directeur parle en premier, puis distribue la parole. Dans un travail thérapeutique, le thérapeute, le psychanalyste ne parle jamais en premier, ce n'est jamais ce qu'il a à dire qui est important, mais toujours ce que les autres ont à dire. Il ne distribue pas la parole, mais est attentif à la manière dont la parole se distribue.

• Dans une réunion de synthèse, on va prendre des décisions, poser des indications, tenter de résoudre ou plutôt de dissoudre les conflictualités. Dans un travail thérapeutique on commence par suspendre toute activité décisionnelle, on va tenter de contenir les doutes, les conflictualités avant de se poser la question d'une quelconque résolution.

Bref, on pourrait continuer comme cela.

Bien sûr, il y a un temps pour tout : un temps pour le travail thérapeutique, un temps pour une synthèse d'équipe... Mais ce que je veux souligner ce n'est pas la juxtaposition forcément conflictuelle de temps différents, c'est la nature profondément contradictoire, voire antagoniste des logiques de ces différents temps. On a évidemment toujours affaire dans nos pratiques à cette contrainte de faire tenir ensemble des logiques contradictoires. Mais lorsque cette contradiction prend la forme d'un antagonisme de fond irréductible, cela génère une violence dans le soin, et une violence du soin.

Une des formes de la hiérarchie, voire de la tyrannie institutionnelle, transparaît par exemple dans la prescription ou l'indication du soin. Il y a là une forme de violence, et de violence évitable, non nécessaire. En effet, concernant tout soin qui repose sur un engagement authentique du soignant, avec la responsabilité que suppose un tel engagement, je défends l'idée que personne d'autre que le soignant lui-même ne peut dire si celui-ci est prêt ou pas à s'engager avec tel patient, telle famille, tel groupe. Autrement dit, il n'y a pas de prescription ou d'indication de soin en soi, indépendante du soignant censé dispenser ce soin. Il ne peut par ailleurs y avoir d'indication de soin en soi, indépendamment du dispositif dans lequel évolue le praticien, le soignant prêt à s'engager dans le soin.

Cela est particulièrement vrai pour le soin psychique, mais cela est vrai aussi, même si à des degrés divers, pour tout type de soin somatique, rééducatif, fonctionnel, instrumental, tel que peut l'exiger un trouble fonctionnel, un handicap. Un enfant n'est jamais, par exemple, une indication de thérapie individuelle, de thérapie de groupe, de thérapie familiale. Il est une indication *pour tel thérapeute* qui est à son aise par exemple dans un contexte de thérapie familiale, et qui rendra bien plus service à l'enfant dans ce cadre-là que dans un dispositif de psychothérapie individuelle. Et l'enfant pourra par contre être bien plus aidé dans un cadre de thérapie individuelle si le soignant prêt à s'engager ne supporte pas d'être face à un groupe d'enfants ou à un groupe familial, mais est au mieux de ses performances dans un travail individuel. Et on peut dire la même chose pour un soin rééducatif ou fonctionnel, tel qu'il peut être dispensé par des psychomotriciens, des kinésithérapeutes, des ergothérapeutes, des orthophonistes, etc. L'indication, la prescription ne peut donc être au bout du compte véritablement faite que par celui qui réalisera le soin, et pas par un autre.

L'élaboration insuffisante du contre-transfert

Une dernière source de violence, enfin, je l'évoquais plus haut, est inhérente à la violence de la rencontre avec la pathologie, la maladie mentale, la folie, le handicap grave, déshumanisant, et à l'élaboration insuffisante du contre-transfert par les soignants. La violence apparaît alors comme un symptôme contre-transférentiel.

Les affects de haine

Les éprouvés contre-transférentiels insuffisamment élaborés produisant des effets de violence concernent en particulier les affects de haine. Winnicott[9], par exemple, avait signalé l'importance de reconnaître les affects de haine, lors du traitement psychanalytique de patients psychotiques en particulier – mais on peut dire la même chose de tout type de soin. Il faut que l'analyste examine et reconnaisse la manière dont se produisent l'angoisse et la haine, souligne Winnicott : « *Il n'y a que de cette façon qu'on peut espérer éviter que la thérapie soit adaptée aux besoins du thérapeute plutôt qu'aux besoins du patient* »[10]. Et le patient, tant qu'il ne peut avoir accès à ce qu'il provoque chez l'autre, ne peut pas comprendre ce qu'il doit à l'analyste. Et l'analyste, dans sa disponibilité, dans son attention, dans son implication, doit « *paraître désirer donner ce qui n'est donné en réalité qu'en raison des besoins du patient* »[11].

On peut dire la même chose de toute relation soignante qui mobilise des affects de haine. Et cela est le cas dans tout soin qui confronte à l'impuissance, au désespoir, ce qui peut conduire les

---

9 WINNICOTT D.W., « La haine dans le contre-transfert » (1947), trad. française, in *De la pédiatrie à la psychanalyse*, Paris : Éd. Payot, 1976, pp. 48-58.
10 *Op. cit.*, p. 58.
11 *Op. cit.*, p. 57.

soignants à des positions hostiles à l'égard du patient, à l'égard de la folie, du handicap, de la maladie somatique, qui met à l'épreuve l'idéal du moi des soignants. Si la haine n'est pas élaborée, n'est pas reconnue, elle sera à l'origine de nombre de réponses, décisions, interprétations, protocoles de soin, qui consciemment seront bien sûr justifiés par toutes les bonnes intentions louables à l'égard des patients, mais qui dans la réalité inconsciente répondront en fait à la haine. Seule l'élaboration suffisante de la haine permettra que la réponse du soignant soit une réponse aux besoins du patient, et non une réponse aux besoins narcissiques du soignant, et permettra au soignant de «*paraître désirer donner ce qui en réalité n'est donné qu'en raison du besoin du patient*», comme le disait Winnicott.

Affects de culpabilité et de honte

Les affects en souffrance d'élaboration concernent également les affects de culpabilité et des affects de honte[12]. La culpabilité des soignants est compréhensible, fréquente dans le soin en général, et tout particulièrement dans le soin à la folie, au handicap, à la maladie grave : elle est due, en effet, à l'impuissance à guérir, faire disparaître le « mal », le neutraliser, empêcher son évolution morbide. Chaque soignant sait à quel point on peut se sentir impuissant et coupable de cette impuissance. Quant à la honte du soignant, elle surgit d'une part de sa confrontation avec l'horreur du handicap grave, du corps abîmé, de l'inhumanité de l'autre, et d'autre part de la confrontation avec l'idéal professionnel.

Les pratiques dans lesquelles on est impuissant sont des pratiques coupables, devant son surmoi, et honteuses, devant son idéal. Cela est particulièrement vrai pour les pratiques de soin psychique, par exemple. S'intéresser à des situations où il y a trop de corps, trop de corps abîmés, handicapés, monstrueux, trop de déficience (intellectuelle, mentale), n'est pas très noble devant l'idéal professionnel du psychiste, du psychanalyste. Cette honte et cette

---

12 CICCONE A., FERRANT A., *Honte, Culpabilité et Traumatisme*, Paris : Éd. Dunod, 2008.

culpabilité non élaborées produiront éventuellement de la haine, telle que je l'évoquais précédemment, qui infiltrera la relation soignante.

Les agis contre-transférentiels

La non-élaboration des affects de haine, comme de culpabilité ou de honte, se traduit par des agis contre-transférentiels, qui sont autant de formes de violences dans le soin psychique en général, comme dans les pratiques soignantes du corps.

La fétichisation

L'une des formes de l'agi contre-transférentiel concerne les idéologies, qui vont se déployer à travers la fétichisation des postures soignantes. La violence sera alors théorisée, rationalisée, justifiée par non pas le modèle du soin mais par l'idéologie du soin. Le modèle est alors fétichisé. La pensée elle-même peut être fétichisée. Dans un tel contexte, la prise en compte du patient est secondaire, ce qui compte est la soumission du patient, de la pathologie, au modèle, à la théorie, à l'idéologie. La position soignante est alors une position en « faux self », une position d'imposture, une position d'expert dans laquelle la clinique n'a aucune chance de démentir la théorie – ce qui définit la position idéologique.

On trouve de telles fétichisations, par exemple, dans l'utilisation de concepts comme la Loi, le Tiers, le Père, le Cadre... (« Il faut mettre du Tiers, du Père, de la Loi, du Cadre... », entend-on souvent). Ces concepts fétichisés sont toujours utilisés avec des majuscules. Mon ami Alain-Noël Henri, dont je parlais plus haut, appelle ces concepts des « agrumes » (d'après un humoriste ancien, les agrumes c'est le nom qu'on donne aux oranges quand il n'y en a pas) : ces concepts ne désignent pas du plein, ils balisent ou tentent de baliser du vide sur un mode conjuratoire.

Un aspect de la fétichisation concerne par exemple, l'utilisation du transfert en psychanalyse et, dans les théories des pratiques de soin psychique en général, l'idée que tout ce qui est apporté par un patient concerne son histoire, doit être référé à son passé. Je rappellerai la définition que donne Meltzer[13] du transfert : les phénomènes de transfert sont des « *extériorisations du présent immédiat de la situation interne* »[14]. Ces objets du présent immédiat du monde interne peuvent, bien sûr, revêtir des qualités infantiles qui connoteront l'aspect « passé » de ces éprouvés immédiats. Cette précision est importante car nombre de patients vivent les interprétations de transfert comme une défense de l'analyste qui, à trop vouloir écouter le passé et resituer le matériel dans le passé, n'entend pas ce qui lui est adressé dans le présent.

L'histoire du patient n'a pas besoin d'un historien, mais d'un interprète, comme le rappelle José-Luis Goyena[15]. Le travail de soin psychique n'est pas un travail archéologique ; l'attention doit être portée sur l'ici et maintenant, lieu où se crée l'intimité, lieu où le sujet acquiert la responsabilité de sa vie psychique. C'est le point de rencontre qui est le lieu de l'analyse, comme le dit Salomon Resnik[16].

Éviter les impasses de la fétichisation, du faux self, de l'imposture, suppose de développer son propre style, comme le dit encore Salomon Resnik, être soi-même sans chercher à imiter un autre. Bion[17] insistait sur la nécessité qu'il y a pour l'analyste – mais on peut dire cela de tout soignant – d'oser penser et sentir ce qu'il pense et ce qu'il sent, quel que soit l'avis de sa société, de ses collègues, et quel que soit son propre avis à lui sur ce que lui-même pense. Et il faut pouvoir garder ces pensées un temps suffisamment long pour pouvoir ensuite être en mesure d'énoncer ce qu'elles sont.

Toujours dans cette idée de la fétichisation de la pensée, Bion disait aussi que lorsque nous formulons une idée ou que nous

---

13 MELTZER D., *Le Monde vivant du rêve*, trad. française, Lyon : Éd. Césura, 1984.

14 *Op. cit.*, p. 47.

15 GOYENA J.-L., *De l'impasse à la transmission. Approche clinique de la théorie de la technique*, Thèse de Doctorat de Psychologie, Lyon : Université Lyon 2, 2002.

16 RESNIK S., *Le Temps des glaciations. Voyage dans le monde de la folie*, Ramonville Saint-Agne : Éd. Érès, 1999.

17 BION W.R., *Séminaires italiens. Bion à Rome* (1977), trad. française, Paris : Éd. In Press, 2005.

élaborons une théorie nous produisons simultanément de la matière calcaire, nous nous calcifions. On peut dire que lorsque les pensées sont systématisées, elles deviennent une prison plus qu'une force libératrice.

C'est pourquoi Bion prônait une attitude qu'il définissait comme « sans désir et sans mémoire ». Il faut pouvoir rencontrer chaque fois le patient comme si c'était la première fois qu'on le voyait, et oublier nos théories, faire taire nos attentes. Les hypothèses, les théories sur les maladies mentales, sur les déficiences, sur les troubles, peuvent faire tellement de bruit qu'on ne peut plus entendre ce que disent le corps et le psychisme du patient.

La non-écoute

D'autres configurations d'agis contre-transférentiels, qui rejoignent en partie celles que je viens de décrire, sont des configurations qui aboutissent à une non-écoute, sous l'écoute apparente. Cette non-écoute peut provenir du désir, de l'attente du soignant, tel que j'en parlais précédemment, qui interfère avec le soin : désir narcissique d'avoir un patient gratifiant, réparateur de son propre narcissisme. C'est, entre autres, ce type d'attente de la part des soignants qui conduit, dans le cadre du soin psychique, à construire des modèles du soin infiltrés de propositions implicites d'expériences correctives, psycho-orthopédiques pourrait-on dire, alors que le soin psychique doit aider avant tout à *faire face* aux expériences traumatiques, angoissantes, douloureuses.

La non-écoute provient aussi d'une confusion par le thérapeute des aspects sains et des aspects malades du patient, comme le dit Rosenfeld[18]. Cela conduit par exemple à interpréter les projections d'un patient comme des attaques sadiques contre les nobles efforts de l'analyste, du soignant, de l'institution pour aider le patient. Par exemple, un thérapeute, une institution peut voir dans un patient hostile la manifestation d'une agressivité pathologique,

---

18 ROSENFELD H., *Impasse et Interprétation* (1987), trad. fr., Paris : PUF, 1990.

alors que le patient essaie simplement de dire non, ce qu'il n'a jamais pu dire par exemple à une mère idéalisée, écrasante, qui ne lui a jamais laissé d'espace pour exister... Le patient qui attaque apporte en fait une partie saine.

Même les patients les plus perturbés, qui sapent le processus thérapeutique pour se protéger de l'angoisse, cherchent à communiquer leur mal-être et possèdent une capacité de coopération avec l'entreprise thérapeutique, *si l'on sait le reconnaître*, comme le souligne Rosenfeld. Certains patients pourront répéter indéfiniment, de différentes façons, ce que les soignants ont du mal à entendre. D'autres se décourageront rapidement.

Si le patient critique par exemple l'analyste, les soignants, l'équipe, l'institution, parce que ceux-ci n'ont pas compris, et que ces derniers interprètent ces critiques comme des attaques, de l'envie, du triomphe, le patient se sentira alors coupable d'avoir compris mieux que les soignants, et encore plus coupable parce que ceux-ci ne supportent pas ses observations valables. Le sentiment de culpabilité détruit la capacité d'être sensible, et pousse le sujet à se présenter comme encore plus perturbé. C'est aussi ce qui se passe entre un bébé, un enfant qui cherche à partager une perception juste et un parent qui n'entend pas, qui ne comprend pas.

Nombre d'interprétations, dans le travail de soin psychique, psychanalytique, avec des patients très perturbés – mais pas seulement –, sont des interprétations rétorsives, culpabilisantes. Et c'est la même chose pour les théories psychopathologiques, étiologiques, qu'on peut construire dans une équipe à propos d'un patient.

La collusion

D'autres formes d'agis contre-transférentiels et de violence du soin tiennent aux différentes situations de collusion patient-thérapeute, de folie-à-deux comme disent certains, voire de folie-à-plus-de-deux pourrait-on dire. Les différentes figures de la collusion ont toujours pour fondement un accord pour maintenir hors analyse, hors du champ de l'exploration, de la perlaboration, certaines zones de l'expérience psychique, subjective, intersubjective.

Les dysrythmies

D'autres configurations, enfin, regroupent toutes les situations de dysrythmies, de désaccordage, de non-ajustement entre soignants et patients[19]. Les interprétations, les décisions institutionnelles peuvent être trop rapides (ce qui donne au patient le sentiment que le thérapeute, l'équipe sont anxieux, ne peuvent contenir les turbulences émotionnelles). Les silences peuvent être trop prolongés (ce qui produit un sentiment de rejet, d'abandon). Les idéalisations peuvent être trop rapidement détruites. Le contre-transfert ou les ressentis des soignants peuvent être perçus par un patient (surtout un patient borderline) bien avant que ceux-ci ne les reconnaissent, voire sans que ceux-ci ne les reconnaissent jamais (ce qui va perturber le patient qui exagérera les mouvements contre-transférentiels et agira en réponse à ceux-ci).

On peut ainsi dire que toutes les formes de violence plus ou moins déguisée que j'ai évoquées sont toujours des aménagements d'un contre-transfert non élaboré – au niveau individuel, institutionnel ou social – face à la violence que fait vivre le patient et sa pathologie, et relativement à l'attente qu'ont les soignants, tout comme les institutions ou le social, vis-à-vis du patient. Seule l'élaboration suffisante du contre-transfert peut améliorer le contact avec nous-mêmes et avec nos patients, et nous permettre d'entendre ce que disent notre corps et notre psychisme – dont notre désir de soigner –, tout comme le corps et le psychisme de nos patients.

---

19 CICCONE A., « L'expérience du rythme chez le bébé et dans le soin psychique », *Neuropsychiatrie de l'enfance et de l'adolescence*, 2005, vol. 53, pp. 24-31 ; CICCONE A., FERRANT A., « Les échos du temps : le rythme, le tempo et la mélodie de l'affect », in CHOUVIER et ROUSSILLON (sous la dir.), *La Temporalité psychique. Psychanalyse, mémoire et pathologies du temps*, Paris : Éd. Dunod, 2006, pp. 93-109 ; CICCONE A., FERRANT A., *Honte, Culpabilité et Traumatisme*, Paris : Éd. Dunod, 2008.

Désir de Soigner ? Le désir *est* soin

Gustavo FREDA*

Remerciements

Je suis très content d'être ici. Je voudrais remercier M. Gilles Salaün, Directeur du CESAME ainsi que ma collègue Mme Annick Delaleu, représentant le Collège des Psychologues du CESAME, pour son invitation et son accueil. Aussi, remercier le comité d'organisation de cette Septième Biennale du Collège des Psychologues du Centre de Santé Mentale angevin.

Introduction par un tableau

Je n'ai pas pu m'empêcher de commencer mon exposé en vous parlant d'un tableau. Oui, d'un tableau et d'une très belle histoire qui l'entoure. Dans un même temps, je me disais qu'il était hors de propos de commencer par ça ; je me suis dit qu'en faisant cela je ne répondais pas à l'argument de cette journée et j'ai été à deux doigts de démarrer par autre chose. Et pourtant, à chaque fois que je pensais au titre de votre assemblée : *Désir de Soigner ?,* l'anecdote autour de ce tableau s'imposait à moi comme la plus représentative du sujet à traiter.

---

* Psychanalyste à l'École de la Cause freudienne, Paris.

Il s'agit d'un tableau de Goya, peintre espagnol du XVIIIe siècle Francisco Goya et qui s'appelle *Don Luis Maria de Cistue Y Martinez.* C'est un portrait que Goya a fait d'un enfant de deux ans et demi, qui était le fils d'un juriste étroitement lié à Charles IV. Goya était un grand portraitiste. Je ne vous parlerais pas de ce tableau s'il ne faisait pas partie de la collection d'Yves Saint-Laurent et Pierre Bergé, de cette collection qui vient d'être vendue et dont le tableau de Goya sera donné au Musée du Louvre, et qui constituait – selon Pierre Bergé – la *compagnie* d'Yves Saint-Laurent. C'est cela que dit Pierre Bergé dans un entretien au journal *Le Monde*. Il dit à propos de Saint-Laurent : « *étant donné qu'il sortait très peu, qu'il voyait peu de monde et ne voyageait pas, la collection était une compagnie, apaisante inspirante, vitale* ». Et ce tableau-là, le tableau de Goya, un grand tableau qui ornait le salon de Saint-Laurent et qu'il se plaisait à regarder chaque jour, faisait partie de sa compagnie quotidienne. Alors concernant cette collection commune, ils divergeaient sur un seul point, un point délicat : prêter ou ne pas prêter les tableaux. Pierre Bergé était partisan de prêter ses œuvres aux grands musées. Saint-Laurent, lui, détestait. « *Un jour,* [voilà l'anecdote que je tenais à vous transmettre], *où j'insistais* – c'est Pierre Bergé qui parle – *pour prêter le Goya au Prado, je l'ai vu si désespéré que j'ai proposé de faire une immense photo qu'on placerait à l'emplacement du tableau. Il en a été ravi* ».

Voilà ce qu'il m'intéressait de partager avec vous à partir de l'histoire de ce tableau et en rapport avec le thème d'aujourd'hui. Pour moi, désir de soigner c'est cela. C'est ce que Pierre Bergé propose à son conjoint. C'est ce désir décidé, plus une dose d'inventivité, pour soulager la souffrance de l'autre face au manque de l'objet. C'est la place de l'amour face à l'absence du nom-du-père.

Au-delà de la beauté de l'histoire et de l'intérêt qu'elle ait pu avoir pour moi pour introduire mon propos, je ne sais pas si on peut dire que cette initiative peut inspirer la démarche psychanalytique. D'un certain point de vue, oui, celui de l'inventivité (mettre une photo à la place du tableau manquant), mais d'un autre point de vue, non. Ce désir décidé de s'occuper de l'autre est-il caractéristique de la psychanalyse ? C'est une question. Le point commun entre cette histoire et votre colloque est que, tant dans votre titre que dans cette anecdote, la place du désir n'est pas située du côté de celui qui est en souffrance, mais d'un autre qui s'occupe de lui et qui est censé la soulager, cette souffrance. Et bien, pour la psychanalyse c'est l'inverse.

Les rapports particuliers entre la psychanalyse et le soin

Nous ne pouvons pas affirmer que la psychanalyse ne soigne pas. Parfois, elle soigne. La preuve que la psychanalyse soigne, la preuve que la psychanalyse peut soigner la donnent ceux qui disent par exemple : « *moi, c'est la psychanalyse qui m'a soigné, je me suis soignée avec la psychanalyse* ». J'avais entendu une fois Françoise Giroud, une journaliste française, dire : « *moi, c'est la psychanalyse qui m'a sauvée* ». Elle n'a pas dit soignée, guérie, elle a dit sauvée. C'est un peu plus fort n'est-ce pas ? Et aussi plus subtil et évidemment plus mystérieux. Sauver de quoi ? On sait de quoi l'on peut être soigné, on aurait pu deviner de quoi Françoise Giroud aurait pu être soignée, mais seulement elle sait de quoi elle parle lorsqu'elle affirme : c'est la psychanalyse qui m'a sauvée. Certes, on peut répondre tout de suite... de la mort ! Et ajouter avec emphase, la psychanalyse l'a sauvée de la mort, d'une mort certaine. C'est facile. Comme la mort est le signifiant absolu, comme la mort est le signifiant maître, il s'immisce partout. Donc, on le laisse entrer, et pour ne pas se questionner, on le convoque même. Voilà ! La psychanalyse l'a sauvée, Lacan l'a sauvée, il lui a sauvé la vie ! Peut-être, la psychanalyse a sauvé Françoise Giroud d'autre chose que de la mort. D'une part parce que, de la mort, on ne peut pas se sauver (avec l'ambiguïté de l'homonymie du mot « sauver » : sauver et s'échapper) et d'autre part parce que le contraire de la mort, ce n'est pas la vie. Le contraire de la vie, du vivant, c'est l'absence de vie et le contraire de la mort, c'est le désir. Donc peut-être que lorsque que Françoise Giroud a dit « ... *La psychanalyse m'a sauvée...* », elle a laissé entendre que son analyse lui avait redonné le goût du désir. Mais on ne peut pas l'affirmer ; on ne sait pas. C'est un mystère, c'est le mystère de cette expérience qu'est une analyse. De quoi cette expérience l'a sauvée ? Qu'est-ce que cette rencontre, à huis clos, entre deux inconnus presque, pendant plusieurs années, lui a procuré ? Et surtout, si elle l'a sauvée de quelque chose, à quoi, dans un même temps, simultanément, l'a-t-elle condamnée ? Parce que la psychanalyse condamne ; parce que l'accouchement d'un désir condamne, il vous sauve, mais, aussi, il vous condamne.

Nous ne pouvons pas affirmer, disais-je, que la psychanalyse ne soigne pas, mais nous pouvons affirmer que si cela arrive ce n'est pas le résultat de notre intention première. Notre intention, notre fonction est celle de se faire cause du désir du sujet. Notre travail est celui de devenir objet qui cause un désir et éventuellement, le désir – ce n'est pas sûr – soignera. On pourrait théâtraliser la situation. Quelqu'un vient vous voir et vous demande de le soigner. Nous, on lui dirait : « *Monsieur, je ne sais pas si vous allez être soigné de votre symptôme. Si cela réussit – et tant mieux pour vous – sachez que ce n'était pas notre intention, ce n'est pas intentionnel !* ». Au-delà de la comédie, au-delà du ton un peu vaudevillesque, un peu à la Feydeau de la représentation, cela pose la question, lorsqu'on reçoit quelqu'un et que cet individu vous demande de le soulager de la souffrance qui l'accable, de ce que l'on est en mesure de lui faire croire, de quoi on le laisse « s'illusionner ». La précaution, le temps à ne pas rater, le « moment » psychanalytique à ne pas éviter, est celui de faire exister cette dimension qui fait que le sujet peut être en mesure de comprendre que c'est de lui qu'il en dépend. Que personne ne désirera à sa place. Le soigné est actif. On reviendra à cette question. Mais signalons déjà un premier renversement par rapport au titre : le désir est du côté du sujet, du côté de l'autre... pas du côté de l'intervenant ; l'intervenant est cause pas action.

Si le désir est là...

Donc dans notre contexte, le désir enlève toute passivité à celui qui est censé « être soigné ». Si en psychanalyse, le sujet se soigne, il lui revient la charge de le faire. Et cette charge est la charge du désir, la charge d'aller chercher cette lumière qui s'est allumée dans votre intérieur et qu'il faut maintenir allumée. Et si le désir advient, le soin suit. De la même façon que l'on dit : « *Quand le chat n'est pas là, les souris dansent* », autrement dit « *Quand le chef n'est pas là, les ouvriers ne produisent pas, jouissent.* » (c'est un peu vieux comme image, étant donné que, dans la modernité, les ouvriers ne croisent plus les patrons), nous pouvons dire : « *Si le désir est là, le soin suit* ». Et comme vous le constatez, désir et soin font presque un, et sont du côté de l'analysant. C'est pour cela que le titre de cette journée m'a posé un certain nombre de problèmes. Il m'a posé beaucoup d'obstacles et avant que je puisse produire quelque chose, j'ai dû faire un effort de traduction, qui, comme vous le savez, comporte un certain effort d'interprétation. C'est un titre qui paraît simple, facile même, et dont on croit comprendre le sens tout de suite. Eh bien non, j'ai buté sur la compréhension et il m'a fallu un effort de traduction, autrement dit, il m'a fallu le «*faire mien* ». Là où, en les divorçant, vous invitez à *danser* désir et soin, moi, plus qu'un couple, je dirais qu'il s'agit de la même personne. Comme ceux qui, dans les boîtes de nuit, dansent seuls. La psychanalyse ne fait pas danser ensemble désir et soin parce qu'ils sont presque synonymes. Mais si ce titre existe, cela veut dire qu'il véhicule une question et cette question doit avoir ses raisons d'exister. Et cette question, je la ferai mienne et tenterai d'y donner une réponse. Alors, comment je répondrais à la question *Désir de soigner ?* Eh bien, comme vous avez pu déjà l'imaginer, je répondrais : « *Le désir est soin. Désirer c'est se soigner. On se soigne par la voie du désir* ». Et à la question qui succède, parce qu'à chaque réponse trouvée, une nouvelle question succède : *Et dans ce cas, que faites-vous ? Si on soigne « via » le désir et si c'est le sujet qui ne s'en charge, que faites-vous en définitive ?*

Voilà de l'active passivité qu'il s'agit d'inventer. Voilà de la solide passivité de la place de l'analyste en tant que place qui cause le désir. C'est cela, qu'il faut expliquer. Surtout, lorsqu'on évolue dans une institution.

De soin et désir, à désir et soin : un renversement

Maintenant, je vais effectuer un tour, une torsion, un pli, ce qui, d'une certaine façon, contredit ce que je viens de développer. Le désir est le soin, – disais-je. Mais lorsqu'on travaille dans un hôpital, c'est au nom d'un soin que l'autre s'adresse à vous. L'hôpital promet un soin et à un *Centre de Santé Mentale* on lui réclame qu'il y ait une certaine idée de la *santé*, une idée du *mental* et un certain *savoir-faire* pour y parvenir à cette santé. Et là, on ne peut pas proposer : ... *du désir, du désir, du désir*, lorsque l'autre nous demande : ... *du soin, du soin, du soin*. Là on aurait une pièce de Beckett. Un personnage arrive et demande :

– « *Alors Monsieur bonjour, je voudrais me soigner* ».
– « *Non,* répond l'autre, *ici on donne du désir* ».
– « *Bon, d'accord, donnez-moi du désir* ».
– « *Non plus, c'est à vous de le produire !*

Non, l'hôpital soigne. Et tout intervenant qui y travaille participe à ces soins, tant au niveau d'une pratique qu'au titre d'un discours. Pour un psychologue, un psychiatre, pour toutes les professions que vous avez développées dans votre argument, la question se pose, dès lors qu'on évolue à l'intérieur du discours institutionnel, qui comme vous le savez est le discours de maître, de comment participer à l'offre que cet hôpital lance. Donc, là où l'hôpital soigne, il ne peut pas être *hostile* à la notion de soin. Il doit faire preuve *d'hospitalité*. Donc, comment dans ce lieu, dans ce territoire – pour utiliser une expression de Deleuze – où celui qui rentre réclame du soin, faire preuve de transmission du désir ? Ou plus précisément : comment renverser, faire rabattre, dans ce lieu qui propose un soin, un geste de désir ? Comment désirer que l'autre désire ? Comment faire que le désir soit le désir de l'Autre ? Comment tendre un piège – qui ne relève d'aucune mauvaise foi – pour que l'hameçon du désir prenne ? Comment faire ? Voilà le défi de l'invention.

Désir et parole

Avant de répondre à cette question, précisons que les vertus sanitaires du désir ne sont pas ici à comprendre de façon mystique ou magique. Non, le désir c'est mettre au travail les vertus du langage, et la possibilité pour l'individu de se réapproprier l'usage de la parole – autrement qu'à des fins de communication. Le résultat d'une conversation qui peut faire surgir un signifiant éclairant, qui réorganise le contexte du sujet et arrête par exemple une désinsertion... peut être aussi un des noms du désir. Le désir est le résultat de la vertu du dialogue et de l'écoute qui trouvent dans le champ social et professionnel un débouché inattendu. L'accouchement d'un dire nouveau (si simple et modeste, soit-il) qui trouve une transcription dans le champ familial et professionnel – voilà un des noms, aussi, du désir. Le désir est échange privé avec des résultats probables dans l'extérieur.

Voilà de la subversion du sujet et de la dialectique du désir dont il est enfin question. Voilà le programme, d'autant plus difficile à réaliser que cette relance qui ne passe que par les vertus de la conversation, nous devons la faire auprès des citoyens qui sont justement en détresse de cet usage. Selon le social, ils sont anéantis de cet usage, ils sont *précaires.* Précaires symboliquement, des sujets précaires. Voilà le mot que le social importe du domaine du marché du travail : des emplois *précaires*, des postes *précaires*, des individus *précaires*. Je ne sais pas si vous connaissez l'étymologie du mot précaire. Cela veut dire quelque chose obtenu par la prière et qui est révocable. Mais la précarité subjective recèle des richesses insoupçonnables, si on prend le temps et le soin de savoir la mettre en exploitation. J'en donnerai des exemples après.

Alors, revenons-y, quel est le manuel pour que ce défi qui fait du désir soin se mette en place ? Quelles sont les modalités possibles de mise en place de ce dispositif ? Et, en cela maintenant je réponds à la question du comment faire. Je donne mon programme d'aujourd'hui. Je donne trois orientations :

1- Le pari du sujet. Autrement dit, la possibilité pour l'individu de réappropriation du signifiant pour cerner au mieux le malaise qui l'encombre.

2- Dans le symptôme, il y a la solution. Autrement dit, l'individu n'est pas précaire et dans la reformulation de sa souffrance, il trouvera les modalités de son traitement.

3- La persévérance, l'insistance et l'invention. Autrement dit, notre place ne doit pas faire l'économie d'une constante inventivité. Surveillé par le concept, on peut inventer toujours et toujours.

Exemples

Je donnerais trois exemples, trois vignettes cliniques. Elles sont trois comme les trois registres élaborés et théorisés par Jacques Lacan. Le registre *Symbolique*, c'est-à-dire le champ du langage, le trésor des signifiants, le lieu du symbole ; le registre *Imaginaire*, c'est-à-dire le corps par la voie de son image, la captation du corps à travers son image ; et le *Réel* en tant que ce qui ne peut pas être significantisé, ce qui ne peut pas se nommer d'une jouissance qui concerne le corps mais qui, cette fois-ci, n'est pas l'image. Je voudrais essayer d'illustrer à travers ces trois exposés, le « comment », comment une possibilité de re-nomination du symptôme est possible, ce qui ouvre la voie d'une thérapeutique, en pariant sur la réappropriation de la parole du sujet, et en m'appuyant sur l'un des trois registres antérieurement cités, et cela en fonction, comme nous le verrons, de chaque cas.

Pour le premier, le registre symbolique est mis à contribution. De par la structure psychopathologique du sujet, il s'agissait de le faire parler là où il ne faisait que se taire et consommer de la drogue. Il s'agit d'un patient toxicomane que je reçois dans une institution après une absence de trois ans et comme je le connaissais déjà, lors de cette retrouvaille, c'est moi qui ai commencé à parler. À interpréter ! Je lui ai dit qu'il était une sorte de *guerrier*, un *soldat* envoyé au front et qu'après avoir passé trois ans à faire la *guerre* (le temps de sa consommation), il avait été *rapatrié*. Il était en *convalescence*. J'ai utilisé aussi une expression informatique : *votre disque dur doit se réinitialiser*. Je lui ai dit que j'allais l'aider. À la troisième rencontre, un événement imprévu est venu ruiner ce que je considérais comme la possibilité de le « rebrancher » dans la continuité de son existence. Il m'a glissé doucement : « ... *votre histoire du guerrier est intéressante, mais... comment fait-on pour tout réapprendre à nouveau... ? Comment fait-on pour réinitialiser le disque dur... ?* ». Le noyau que j'avais semé, la semence de métaphore que j'avais cultivée en lui (*vous êtes un guerrier...*), qui était une bonne trouvaille et qui pouvait donner lieu à toute une série d'associations, à la mise en place d'un travail psychique intéressant, à savoir : *Un guerrier ? Pour quelle guerre ? Qui est l'ennemi ? La drogue ? La mort ? La vie ? Quand ? Comment ? Comment fait-on une guerre ? En convalescence de quoi ? De qui ?* ... tout cela n'a pas pris. Réinitialiser le disque dur, reconstituer son histoire. Comment ? En plus de la méthode, il me fallait lui fournir, nous fournir, les *outils*. À la séance suivante, je lui ai demandé de m'amener pour la prochaine consultation un familiogramme et un arbre généalogique. Je voulais avoir et voir en un schéma toute sa généalogie. Depuis ses grands-parents jusqu'à ses neveux et nièces. Tout ; ses oncles, ses tantes, côté père, côté mère. Même les grands-oncles et les grands-tantes, les cousins, les cousines, les époux de chacun, leurs enfants. Leur nom, leurs prénoms, leur âge, leur travail, les naissances et les décès. Les lieux d'habitation : adresses, photos, s'il en avait, distances géographiques entre eux, moyens de locomotion, propriétés de chacun... Tout.

– « *Tout ça !* » a-t-il ajouté, surpris.
– « *Oui, tout ça, et par écrit* ».

Ensemble, comme deux ethnologues, on a parcouru cette famille. Son père, sa mère, etc.

Narration. Construire un Œdipe, une fable.

Le récit soigne...

Le deuxième cas est celui où le registre Imaginaire sera choisi comme pivot de la cure. C'est un jeune homme qui vient me voir accompagné de ses parents. Il souffre d'une grosse dépendance à divers produits et ses parents sont affolés. Comment ce garçon, que tout prédestinait à assurer l'héritage de l'entreprise familiale, a pu sombrer dans une consommation massive de produits stupéfiants ? Et chose supplémentaire, qui ajoutait à la détresse des parents une incompréhension massive : il était en train de faire –

avec succès – les démarches nécessaires pour devenir... policier ! C'est dans ce contexte qu'il se montrait responsable, responsable voulant dire ici qu'il réussissait à s'abstenir de toute consommation lorsqu'il s'agissait de réunions d'informations, d'un rendez-vous administratif, d'un dépôt de dossier, etc. À un moment, je demande à ses parents de nous laisser seuls et là, j'apprendrais que cet homme avait une sorte de «*plan inconscient*» pour se sortir de cette embrouille. Voici les coordonnées : il avait connu la drogue par la voie de la famille de sa copine ; une famille réputée dans la région pour posséder parmi ses membres, de nombreux délinquants notoires et revendiqués comme tels. Cette copine, qui était sa première partenaire – tant affective que sexuelle –, et qui représentait tout pour lui, ne consommait pas. Évidemment, il était hors de question de se séparer d'elle (solution envisagée par ses parents). Ainsi, il s'était établi une sorte de *deal* entre cette famille et lui, qui stipulait que pour avoir accès à elle et pour pouvoir être membre de cette famille d'adoption, il devait porter les « *signes extérieurs de délinquance* ». C'est donc à ce moment qu'il commence à consommer de la drogue et à en revendre. Toute dénonciation étant ici – évidemment – impossible. Ainsi, il se trouvait comme soumis à une sorte d'injonction qui pouvait se formuler ainsi : si tu n'es pas comme nous, tu ne peux pas avoir un regard sur elle. Alors, à défaut de conseil ou d'aide de la part de son père, qui ne faisait que le dénigrer et l'insulter sans prendre position à l'égard des voyous, nous faisons l'hypothèse, que c'est par la voie de *l'uniforme* de police qu'il allait pouvoir faire barrage à la famille de sa copine et ainsi *s'habiller* d'une personnalité forte qui lui manquait. Autrement dit, c'est par la voie de l'uniforme, de la respectabilité imaginaire que le semblant « agent de police » dégage, qu'il pourra limiter l'emprise de cette famille pathologique sur lui. C'est l'uniforme qui dira : non, ...là où les mécanismes pour y parvenir autrement lui font défaut. Il attendait mon avis décisif pour continuer son inscription à la police ou en démissionner. Évidemment, j'ai encouragé son choix et lui ai dit que j'allais l'aider. J'ai défendu ce choix devant ses parents. Il était surpris, mais soulagé qu'il y ait au moins une personne qui soit partisane de ce choix.

La dernière vignette se réfère au Réel. Une jeune femme très malade vient me voir. Le motif de sa demande, c'était que les gens n'arrivaient pas à la comprendre. Après quelques consultations, j'apprends qu'elle est enceinte. Je l'interroge sur le père de l'enfant. Elle me répond que c'est un homme de passage et ajoute qu'elle n'a pas eu de rapports sexuels depuis des mois ; qu'elle est abstinente. Signalons qu'aucune méthode de procréation assistée n'a été évoquée non plus. Étonné, je l'interroge sur le paradoxe « abstinence et être enceinte ». Elle me corrige : « *... je ne vous ai jamais dit que j'étais enceinte, je vous ai dit que j'attends un enfant* ». Le caractère délirant de l'affaire m'a fait ne pas aller au-delà dans l'enquête. Cependant, je lui ai fait remarquer que sa distinction – toute respectable qu'elle était – pouvait lui poser des problèmes au cours de démarches administratives qu'elle aurait à faire. Elle a acquiescé. Je lui ai proposé de constituer ensemble une sorte de « glossaire » une sorte de « boîte à outils sémantique » pour pouvoir affronter ses rendez-vous administratifs respectant toujours sa façon de dire les choses, c'est-à-dire : « *... je ne suis pas enceinte, j'attends un enfant* ».

Bien. Voilà la tentative d'inventivité que j'ai tenté de mettre en place, à la lumière de notre vignette du début concernant le tableau de Goya. Voilà aussi ce que j'ai tenté de mettre en place à partir de votre titre. Voilà comment j'ai pu mettre un peu de lumière entre Désir et Soin ; Soin et Désir.

Dans une pièce de théâtre, *Les mariés de la tour Eiffel*, Jean Cocteau fait dire à un des personnages : « *Puisque ces mystères nous dépassent feignons d'en être l'organisateur* ». Voilà ce que j'ai tenté de faire. À défaut de pouvoir élucider le mystère désir, le mystère soin, le mystère psychanalyste, et le mystère symptôme, j'ai essayé, provisoirement, de les organiser.

Première partie :

Construction et réparation du lien social

« On soigne quoi ? » ou le désir d'écouter

Nicolas BIORET*

À partir du début du XIXe, la psychiatrie fait évoluer le regard sur la folie en définissant le concept d'aliénation mentale, puis de maladie mentale : non seulement le fou n'est pas à confondre avec le criminel[1], mais il est malade et doit recevoir des soins. Cette page de l'histoire, pas si lointaine que cela, n'est pas sans faire écho à l'actualité où l'on peut repérer cette tendance, entre autres, de réduire le fou au dangereux. Les services de psychiatrie ont aujourd'hui affaire à des sujets qui, il y a plusieurs années, demeuraient dans des « unités fermées » au sein même de l'hôpital psychiatrique classique. Certains d'entre eux dont la dangerosité est jugée comme inadaptée à un service de soins classique sont placés en Unités pour Malades Difficiles. D'autres, peut-être jugés moins dangereux ou plus « gérables » restent dans ces services « ouverts ». Face à ces sujets dont la problématique interroge la Loi, à travers la recherche d'un cadre contenant auquel ils s'attaquent tout autant, se pose une question au sein de l'institution : « On soigne quoi ? ».

Quelle signification vient prendre ici le terme « soigner » ? Que devient la question de la construction et/ou réparation du lien social, quand le lien social est mis à mal par l'acte impulsif, agressif,

---

* Psychologue clinicien, Centre de santé mentale angevin (CESAME), Pôle 7, Sainte-Gemmes-sur-Loire (49).

1 FOUCAULT M., « Le grand renfermement », in *Histoire de la folie à l'âge classique*, Paris : Éd. Gallimard, 1972, p. 59.

violent, voire pervers, comme seul mode de défense face à l'angoisse. Ces sujets – dont les comportements sont énoncés par les soignants en termes d'acte violent, d'agressivité, de refus du soin... – interrogent ce qu'il en est du soin et de ses représentations. Quelles tentatives de réponses la clinique du sujet peut-elle apporter ici ?

Monsieur A, hospitalisé à 28 ans en psychiatrie suite à une tentative de suicide en état d'ivresse, a déjà rencontré des « *psys* » dès l'âge de 6 ans avec sa mère, parce qu'il était « *turbulent* ». À 4 ans, il refuse toute règle, jetant par terre son assiette pleine de nourriture – d'après son dossier, c'est à cet âge qu'il accède au langage, une « souffrance cérébrale »[2] ayant nécessité des soins de réanimation à la naissance et occasionné un retard psychomoteur. Il attribue son caractère turbulent à la violence de son père, alcoolique, plusieurs fois incarcéré : quand à 9 ans il revient d'une « *bagarre de rue* » avec un coquard, son père le cogne au niveau de l'œil intact ; à côté de cela, jamais il ne dit mot quant à l'échec scolaire de son fils. Cette violence paternelle est d'autant plus inadmissible pour M. A, qu'elle ne s'exerce pas sur son frère[3], d'un an son cadet. Il rencontre ici un Autre qui applique la Loi de manière arbitraire, tout en la transgressant.

À ses 12 ans, sa mère, victime de la même violence, divorce du père au moment où elle prend la responsabilité d'un bar. Six mois plus tard, alors que son père a rompu tout contact avec ses enfants, la mère s'unit à un autre homme, que M. A décrit comme violent seulement envers lui : parce qu'il refuse à sa mère de faire la vaisselle, son beau-père le plaque à terre, le frappe à coups de poings et de pieds ; « *ne voulant pas voir ça* », sa mère quitte la cuisine et son beau-père met « *un couteau sous la gorge* » de M. A. Le parcours de M. A alterne alors entre des ruptures (notamment en *centre de redressement*) et des retours dans cette « *famille recomposée* » qu'il n'accepte pas en la personne de son beau-père « *autoritaire, strict* » qui, sous la menace de coups, le contraint à travailler : « *servir au bar* », « *tondre la pelouse* »... Cette autorité

2 Il serait né avec le cordon ombilical autour du cou.
3 Frère qui, adulte, deviendra gendarme.

implacable, M. A la défie par ses alcoolisations qui lui servent tout autant à faire face à cette « pression ». C'est à 20 ans qu'une rupture définitive avec sa famille est consommée, quand, alors qu'il est rentré alcoolisé d'une sortie, il est réveillé par son beau-père, se bat avec lui et le menace d'un « 22 long rifle » qu'il cachait sous son lit ; son beau-père s'enfuit, les gendarmes interviennent mais le beau-père ne porte pas plainte.

M. A se retrouve « à la rue », perd son emploi de peintre en bâtiment, puis retrouve son père avec qui « *on peut discuter, contrairement à l'autre* » (le beau-père), bien que le rapport de force reste actuel : lorsque son père veut le reprendre, M. A le menace d'un couteau en lui disant « *c'est trop tard pour que tu fasses mon éducation* » ; quelques jours plus tard, des amis de son père le « *passent à tabac* ». Sa vie alterne entre l'hôtel, la rue, la prison, est faite d'alcoolisations, d'emplois intérimaires, de rencontres de femmes. À 21 ans, il a un premier fils, puis un second d'une autre liaison deux ans après. Son deuxième enfant a quelques mois lorsqu'il découvre chez sa grand-mère paternelle une photo de son père et une autre de sa mère, enfants ; sa grand-mère lui révèle qu'elle a donné naissance à son père et sa mère, tous deux de pères différents, que chacun d'eux a été placé dans une famille d'accueil, et qu'ils se sont retrouvés à l'âge adulte. Constatant qu'ils portaient le même nom, ils ont effectué des recherches, retrouvé leur mère, tout en démarrant une vie de couple. M. A situe le début de son histoire dans une confusion symbolique.

Deux ans plus tard, sa seconde femme le quitte du fait de ses alcoolisations et il rompt la relation avec ses fils (dont il a tatoué les prénoms sur son bras gauche). La même année, il rencontre en centre de réinsertion sociale une autre femme « qui l'épouse » deux mois plus tard, lui qui a « *toujours refusé de demander la main à une femme* » : il est à sa fenêtre, lorsqu'elle le demande en mariage, un bouquet de fleurs à la main. En raison de ses alcoolisations, ils se séparent après deux mois de vie commune. Elle lui trouve un appartement où il se met à « *déprimer et boire* » de plus en plus. Lors d'une visite chez son demi-frère aîné (issu d'un premier lit du père), avec qui il s'est alcoolisé, il essaie de se pendre. Il tente de nouveau de se suicider deux mois plus tard en ingérant des médicaments et de l'alcool et est amené par son demi-frère aux urgences qui le transfèrent en psychiatrie.

Assez rapidement, M. A se retrouve sujet des plaintes des infirmiers du fait de son agressivité verbale et de son irrespect du cadre du service. Tandis que son psychiatre est jugé trop maternant, l'autorisant *a priori* à ne pas aller à un atelier quand il n'en a pas envie, M. A se plaint d'attitudes « autoritaires » de la part des soignants. On entend qu'il n'a pas sa place à l'hôpital, et d'abord affublé du terme « psychopathe », M. A est diagnostiqué par son médecin du côté de la « maniaco-dépression », justifiant ainsi son maintien en hospitalisation.

Je le rencontre dans un couloir où il se plaint de son genou (il était tombé d'un lit superposé la nuit de son IMV[4]). Je lui propose de le recevoir pour en parler. Au début assidu aux entretiens où il expose son histoire, dans un second temps il commence à venir alcoolisé ou est absent en raison de ses alcoolisations qui lui valent d'être viré du service, dans lequel il revient via les urgences. C'est dans les couloirs que je le rencontre, menant une « clinique des interstices ». Puis, lorsque le fait de souligner auprès de son psychiatre l'importance de « faire exister le Père symbolique » pour ce sujet, amène à la prescription d'Espéral[5], il ne me rencontre plus.

Si, de prime abord, la problématique de M. A pouvait être entendue du côté de la difficulté à assumer une position masculine malgré tout, son ancrage plus que fragile dans le registre symbolique interroge. Lorsqu'il doit rembourser, avec l'aide de l'assistante sociale, les dettes contractées dans les voyages en train qu'il faisait entre son appartement et le domicile de sa dernière femme, plus la dernière échéance approche, plus son angoisse grandit. De même, lorsqu'un projet de sortie définitive se précise, il multiplie les alcoolisations qui lui valent alors les réprimandes des soignants. Sans parler d'une absence totale d'intériorisation de la Loi symbolique, M. A semble « en panne » sans une matérialisation de cette Loi,

4 Intoxication médicamenteuse volontaire.
5 Médicament utilisé pour traiter l'alcoolisme. Il provoque des symptômes désagréables à l'ingestion d'alcool (nausées, vomissements, malaise, hypotension, congestion du visage).

par exemple sous la forme de l'Espéral : il ingère littéralement du Symbolique. Toutefois, malgré ce « traitement du sujet », M. A est de nouveau la proie de ses angoisses, de l'ordre d'un ressenti face à quelque chose de dangereux[6], lorsqu'il est convoqué à une position de père par son fils aîné qui tente de reprendre contact. Comment d'ailleurs habiter cette place lorsqu'il règne une telle confusion dans l'histoire familiale qu'il fait sienne ?

C'est plus de l'imaginaire que M. A se soutient par exemple quand il nous demande de le rencontrer dans l'immédiat, ou encore lorsqu'il parvient à chaque expulsion du service de psychiatrie à être hébergé parfois par son frère mais surtout par d'autres patients. C'est aussi à cette place qu'il situe les femmes. À défaut que l'Autre du langage soit un ressort, c'est donc sur une quantité d'autres qu'il s'appuie pour faire face au Réel derrière ce qu'il nomme « *être seul* » ou encore « *être responsable* ». De la même façon, il use de l'alcoolisation comme un moyen de réduire la « *pression* » qui s'impose à lui quand la sortie du service vers une autre institution approche ou quand on lui rappelle, d'une manière plus ou moins autoritaire, le règlement du service. En même temps, ce symptôme se présente pour lui comme un défi à la Loi, dans le fait qu'il suscite invariablement le rappel du cadre. Mieux vaut être « traité mal », voire battu, plutôt qu'être coupé de tout lien à l'Autre. Nous pouvons y lire aussi un appel au Père symbolique, ce que M. A corrobore par l'énonciation suivante : « *ici j'apprends à vivre avec des règles* ».

C'est ici que nous posons de nouveau la question en préambule de cette réflexion : « on soigne quoi ? » dans le cas de sujets qui s'attaquent, plus ou moins agressivement, au cadre du soin. Sont-ils « dans le soin » ? Ne le sont-ils pas ? De quel soin parle-t-on là ? Si c'est d'un « pur » soin psychiatrique dont il s'agit, M. A ne se présente effectivement pas comme le patient qui fait « alliance thérapeutique » ou qui « adhère aux soins » pour reprendre quelques formules en vogue. Cependant, ne pouvons-nous pas entendre dans son « appel au Père » comme une porte d'entrée possible vers le soin ? Nous situons à ce point le traitement de la problématique du

---

6 FREUD S., *Inhibition, symptôme, angoisse*, Paris : Éd. Quadrige, P.U.F, 1926.

sujet comme un moyen pour participer à la construction d'un lien social plus apaisé, peut-être moins masochiste dans le cas de M. A, c'est-à-dire un temps qui relève d'un soin psychique dans une dimension préventive.

Ce qui fait symptôme chez ce patient du côté de l'agressivité envers le cadre du soin, vécu lui-même comme une agression plus ou moins « pressante » selon la manière dont il est énoncé, est justement le point où M. A s'avère dans l'impasse. Comment en sortir ? Ou du moins y accompagner ce sujet ? À l'interrogation « on soigne quoi », nous proposons comme réponse le désir d'écouter le Sujet, en particulier ce qu'il dit de ce qu'il éprouve à cet endroit. N'est-ce pas d'ailleurs revenir à ce qui constitue un des fondements de la médecine qui « ausculte ». Pour notre part, c'est aussi s'orienter selon ce que Lacan nomme le « désir de l'analyste »[7], ni « *en fonction d'un idéal* [...] *pas non plus à partir de ce qui serait une hypothétique pulsion de guérir* » mais plutôt un « *désir d'obtenir « la différence absolue », celle qui sépare l'objet* a *qui constitue l'étoffe du sujet de l'image idéalisée qui lui apparaissait tout d'abord* »[8]. Nous l'entendons dans un « être là » qui permet à la parole du Sujet d'exister et de l'orienter pour être un appui.

En même temps, être là avec le Sujet dans cette impasse nécessite d'écouter ce que produit le transfert, en soi et au niveau de l'institution, voire des institutions. M. A n'est pas sans susciter l'agressivité d'autrui et ainsi éprouver le désir du soignant. Se tenir dans l'impasse avec lui, c'est aussi écouter ce contre-transfert pour relativement s'en dégager. Cela participe du traitement du Sujet et de l'établissement ou rétablissement d'un lien social, et justifie d'autant plus la nécessité d'un tel travail au niveau des espaces institutionnels dans le cas de sujets qui s'attaquent au cadre du soin. Ces patients, qui confrontent la psychiatrie à ses limites, sont l'occasion d'une prise de conscience de ce qui peut sous-tendre le désir de soigner, en ce qu'ils révèlent l'agressivité chez le soignant,

---

7 LACAN J., *Séminaire X : L'Angoisse*, séance du 27 février 1963.

8 CHEMAMA R. et VANDERMERSCH B., *Dictionnaire de la psychanalyse*, Paris : Éd. Larousse, 1998.

l'aidant, celle-ci intervenant inévitablement dans le soin relationnel. Ils sont aussi l'opportunité pour l'institution psychiatrique de traiter ces situations en s'appuyant sur d'autres champs, tels que le champ social ou encore judiciaire, et de mettre au travail ces liens sociaux interinstitutionnels. C'est par la voie de cette « humanisation » du soignant, de l'institution, des liens entre diverses institutions, que ces sujets peuvent à leur tour trouver à « s'humaniser » – ce qui pourrait aussi, soit dit en passant, se formuler pour la clinique de la perversion. Ainsi, plus qu'un obstacle aux soins ou au « bon fonctionnement » de l'institution, ces patients donnent à la psychiatrie la possibilité de s'orienter d'une manière innovante selon la singularité du sujet. Prendre cette orientation implique de penser ces patients en tant qu'êtres parlants.

Le club thérapeutique : un espace de dialectisation du désir ...de soigner ?

Laurence BULOURDE, Armelle JUMEL, Anne-Noëlle ROUSSELOT*

« *On est là, dans une* terra incognita. *On peut mettre deux bougies, deux chaises, on peut multiplier ça, faire un club, un vrai, pas comme certains qui font dans les hôpitaux, un club pour être en accord avec* la circulaire du 04 février 1958. *Un club c'est d'abord de l'autogestion, à laquelle bien sûr participent les soignants, un organisme collectif qui prend des décisions. Mais il ne s'agit pas que ce soit le directeur ou l'économe ou le trésorier qui soit le grand chef. Il faut qu'il y ait des petits conflits pour qu'il y ait un vrai club.*
Autour de la table et de la bougie, des gens vont venir. Mais au bout d'un certain temps, on voit qu'il y en a une quantité qui ne viennent plus. Pourtant, on a fait ce qu'on a pu : la vidéo, le théâtre, les sorties 'thérapeutiques', (tout est thérapeutique ! Même mettre ses chaussures c'est thérapeutique...). On avait de bonnes intentions, mais ils ne

* Psychologues cliniciennes, Centre de santé mentale angevin (CESAME), Pôle 2, Sainte-Gemmes-sur-Loire (49).

viennent pas. On met, par exemple, un cendrier dans sa chambre : le catatonique met les cendres à côté... c'est du négativisme ? À voir ! »[1]

Le club thérapeutique ?

Le club se constitue comme l'un des opérateurs qui va permettre de traiter l'ambiance, de lutter contre la « pathoplastie », cet ensemble de réactions dues au milieu, ce mouvement naturel d'aliénation, inhérent à l'institution et aux soins... La mise en place d'un tel organisme collectif à l'intérieur de la collectivité permet d'introduire une alternative à l'égard des systèmes de gestion (gestion des soins, gestions administratives...) et permet de ce fait l'introduction d'une « tiercéïté ». Il est avant tout basé sur un système d'échanges, échanges de marchandises, de langage, etc.

> *Le sujet, esclave d'un discours dès sa naissance, est tissé de langage. Or ce langage, bien qu'il ne soit pas, évidemment simple superstructure idéologique, a quand même quelque chose à voir avec le système des échanges matériels. C'est un fait bien banal de constater que le sujet se met à parler s'il est placé dans des circonstances qui favorisent la dialectique des prestations et des contre-prestations. Le club a pour but de créer ces « circonstances » et de faire apparaître la structure même des signifiants, en articulation*[2].

Le but du club est donc de structurer ces systèmes d'échanges, en temps qu'il constitue un lieu de rencontres. Il ne se résume pas à une simple fonction de médiation mais il peut se constituer comme un instrument de mise à jour, de mise en équation, d'approfondissement de l'observation clinique, de repérage nosographique. Tout dépend, bien sûr, de la manière dont il

---

1 OURY Jean, « Les concepts fondamentaux », in Martin P., *Pratiques institutionnelles et théorie des psychoses*, Paris : Éd. L'Harmattan, 1995, p. 63.
2 OURY Jean, *Psychiatrie et psychothérapie institutionnelle*, Lecques : Éditions du Champ social, 2001, p. 79.

s'inscrit dans la vie de l'institution, s'il occupe une position centrale ou marginale, s'il est véritablement autogéré ou si son fonctionnement reste sous l'emprise soignante.

Sans nous attarder davantage sur les modalités de sa constitution et de son fonctionnement, le club est une structure associative rendue possible par la circulaire du 4 février 1958, portant sur la création des Comités hospitaliers : elle permet de réguler la circulation de l'argent (et en particulier, des produits « gagnés » dans le cadre de certains ateliers comme l'ergothérapie). Les objectifs immédiats de ces clubs sont de pouvoir organiser la vie quotidienne du service en assumant la responsabilité des achats et des dépenses de chaque atelier. Ces lieux dans lesquels de l'argent est « gagné » viennent autoriser des activités qui en « dépensent », tels les voyages, les sorties culturelles, ou la possibilité d'établir des fonds de solidarité. Toute cette circulation de l'argent représente autant de possibilités de rencontres.

« *Vous faites payer les patients ?* », s'étonne un collègue d'un autre service en voyant l'affichage, sur une porte, des tarifs de l'atelier esthétique. Cette remarque impromptue nous rappelle que ce que nous avions oublié dans la logique du quotidien du service, ne va pourtant pas de soi !

Un espace de dialectisation du désir de soigner ?

Mais parler ainsi du club thérapeutique comme outil d'une boîte plus complexe servant la psychothérapie institutionnelle n'est pas si évident, car au fond : ça n'existe pas ! C'est ainsi que l'on peut trouver des clubs formalisés qui n'en sont pas, et des pratiques de soins qui ne se présentent pas comme telles, et qui pourtant y ressemblent, ont « l'esprit club » comme le dit Oury. S'agissant de traiter la maladie psychique, l'aliénation mentale, il s'agit de penser à l'accueillir en traitant de pair une aliénation sociale aux effets délétères.

Psychothérapie Institutionnelle : soigner par le montage d'Institutions sur mesure. Voilà qui est toujours à construire et à inventer. C'est bien en ceci que cela n'existe pas.

> [...] *avec le temps le club a tendance à se territorialiser, à devenir le territoire imaginaire et privé de quelques-uns, les autres le regardant fonctionner de loin. Récemment, quelque chose m'a mis en fureur. Certains avaient eu l'idée de confectionner des flèches pour désigner les lieux de La Borde aux visiteurs. Il y en avait de belles, comme celle qui devant le château, disait* Château. *Mais il y en avait une pointée vers le local de la serre, qui disait* Club. *C'était là, pas ailleurs. Mais si ce n'est pas tous les lieux, toutes les heures d'un hôpital, un club, ce n'est rien*[3].

Ce dont il faudrait parler, c'est d'analyse institutionnelle. Le chantier à mener, c'est l'analyse du transfert. C'est à partir de cette énergie-là, d'une rencontre, qu'un travail subjectif s'entame. Pour le psychotique, pour celui qui se trouve désarrimé, réduit à la dérive dans la chaîne des signifiants, qu'est-ce qui va pouvoir faire béquille imaginaire ? Et pour le névrosé, qu'est-ce qui va pouvoir tenir lieu de semblant ?

Se proposant d'organiser la vie quotidienne avec son mot à dire pour chacun, le club ouvre un espace de contacts, une surface qui permet les possibilités de la rencontre. Ceci, parce qu'il y a de la surprise possible, que tout n'est pas pré-établi dans un « programme », un « protocole », mais que chacun peut construire son propre programme, son costume sur mesure, loin du prêt-à-porter.

Le transfert : ça ne se décrète pas. Il ne suffit pas de se présenter comme psychologue pour être un spécialiste du transfert. Par contre, il y a à analyser ce qui circule, ce qui s'accroche pour un autre. Il ne saurait y avoir de production créative sans lieu d'élaboration où mettre sur le travail la lecture de ce qui fait signe. C'est ainsi que des espaces s'ouvrent, des scènes projectives donc à analyser. Ces espaces prennent la fonction de lieux tiers rendant possible l'avènement d'un autre espace : un espace de dialectisation du désir. Cela permet de lutter contre cette forme d'aliénation sociale que crée l'hôpital, car cela vient traiter la question de notre désir de soigner. Cela va sans dire que « désir de soigner ? » et

---

3 OURY Jean, DEPUSSE Marie, *À quelle heure passe le train..., Conversation sur la folie*, Paris : Éd. Calmann-Lévy, 2003, pp. 96-97.

« désir dans le soin » sont mis sur le métier. Le club engage chacun dans sa « fabrique » en s'appuyant sur les capacités créatrices du sujet.

Si l'opérateur, c'est le club, cela ne suffit pas ! Encore faut-il qu'il mobilise du désir du côté de l'équipe, qui alors, peut se prêter à la lecture de ce qui fait signe pour l'autre, de ce qu'il vient déposer... Le temps de voir laisse place au temps de comprendre. Et c'est parce qu'il y a du tiers, du club, une circulation possible entre la scène et des espaces d'élaboration, qu'un écart peut survenir du désir de l'Autre au désir de l'autre.

Autrement dit : « du club » c'est de la scène ouverte à la création pour tous, mais c'est aussi, le lieu à partir duquel mettre en question son propre désir de soignant pour élire, ailleurs, ses propres lieux de traitement de cette question-là, toujours singulière.

Rencontre avec Mathieu

Un des centres d'accueil et de soins de notre secteur reçoit tous les jours des patients qui viennent en hôpital de jour ou dans le cadre d'accueil thérapeutique à temps partiel ou pour des consultations. Il s'agit de personnes adultes qui vivent sur le quartier. Certains fréquentent le centre de jour depuis plusieurs années. Dans ce lieu de soin, comme dans les autres lieux du secteur, existe un club thérapeutique, « le club de la rencontre ». Soignants et soignés sont adhérents du club. Deux fois par an, une assemblée générale élit un bureau qui compte généralement des soignants et des soignés et qui se réunit régulièrement.

Ainsi dans le lieu du centre de jour existent des « scènes » différentes sur lesquelles les rapports entre les personnes vont se jouer de différentes manières. À certains moments, dans la réunion du collectif qui rassemble les soignants, on peut parler d'une place d'infirmier, de cadre, de psychologue, etc. À la réunion du club, on sera secrétaire ou trésorier...

C'est à la réunion hebdomadaire du collectif soignant que nous avons pour la première fois entendu parler de Mathieu. Le secteur avait été sollicité comme cela arrive fréquemment pour préparer le passage d'un adolescent suivi par le service de pédopsychiatrie vers un secteur adulte. Mathieu nous est présenté comme un garçon de seize ans, autiste, présentant des conduites d'automutilation importantes et dans une grande difficulté de contact avec les autres. Des réunions ont été organisées entre les soignants du centre de jour, les référents de Mathieu en pédo et l'équipe de l'établissement éducatif où il est pris en charge.

La préparation de cet accueil a duré plusieurs mois et a suscité beaucoup d'inquiétude chez tous. Inquiétude de la maman de voir son enfant arriver dans un environnement d'adulte, inquiétude de l'équipe de pédo de voir Mathieu passer d'une prise en charge très structurée au flou d'un centre de jour pour adultes, et bien sûr inquiétude de l'équipe du centre de jour. Qu'est-ce que des passages au centre de jour vont lui apporter ?

Comment accueillir cet adolescent, par quel biais rentrer en contact avec lui ? Il est décidé de poursuivre la prise en charge initiée par la pédo sous forme de packings hebdomadaires qui seront réalisés par un soignant de pédo que Mathieu connaît bien et un soignant du secteur adulte pendant quelques semaines afin de mettre en place un relais. Un autre accueil dans la semaine est prévu autour d'un goûter.

Malgré toutes les réunions de préparation, l'arrivée de Mathieu au centre de jour est un choc pour l'équipe et pour les autres patients. De corpulence très frêle, il apparaît à tous comme un enfant. Il passera sa première heure au centre de jour dans des déplacements incessants et incohérents. Il jette les objets, déracine les plantes, se frappe violemment. Deux infirmières le suivent, tentent en vain de le contenir et de le rassurer.

Le lendemain, lors de la réunion qui réunit tous les matins soignants et soignés, le passage de Mathieu est longuement commenté par les patients. Ce sera l'occasion d'échanges riches sur la maladie, l'autisme, la différence et la perturbation qu'il occasionne. Si certains considèrent qu'il n'a pas sa place parmi eux, tous sont frappés par l'angoisse de Mathieu face à un nouvel environnement et à de nouveaux visages. Les patients suggèrent donc que soit constitué un petit groupe qui se chargera chaque semaine de l'accueillir.

Lors de la réunion du collectif soignant aussi, la question de l'accueil de Mathieu est longuement discutée. Les infirmières présentent ce jour là se sont senties en grande difficulté et se demandent si le centre de jour est bien un endroit adapté à la prise en charge de ce jeune garçon. Nous concluons qu'il faut inventer un dispositif lui permettant de se familiariser avec les lieux et les personnes sans se mettre en danger ni mettre en péril la vie du centre de jour.

Mathieu vient deux demi-journées par semaine au centre de jour mais il est souvent question de lui. À la réunion du matin, un petit groupe de patient s'inscrit pour son accueil, avec un ou deux infirmiers. Il faut aussi faire au bureau du club une demande pour acheter le goûter, préparer le gâteau. Et le lendemain, on échange sur ce qui s'est passé la veille. Nous remarquons ainsi que certains patients sont capables de fines observations sur le comportement de Mathieu et sont très attentifs aux besoins et émotions qu'il exprime à sa façon. Mathieu est ainsi présent dans la parole des uns et des autres pendant toute la semaine.

Du côté de l'équipe soignante les rencontres continuent avec le secteur de pédo et l'I.M.E. Puis avec seulement ces derniers, il y a également des reprises de packing et nous faisons régulièrement le point dans la réunion du collectif. Nous constatons que Mathieu s'apaise et peut partager plus sereinement un moment avec le petit groupe qui l'entoure, il cherche à rentrer en contact, touche visage et cheveux, semble moins effrayé par le contact avec les adultes. Il faut aussi être attentif à l'investissement des autres patients, ainsi Laura, jeune femme très délirante, venant irrégulièrement au centre a pu organiser ses venues autour des passages de Mathieu. Néanmoins, nous avons dû travailler cela avec elle car elle se sentait parfois trop investie dans ce groupe et cela devenait source d'angoisse pour elle. L'équipe soignante doit toujours s'efforcer de faire une lecture de ce qui est en jeu, il ne s'agit pas que les patients deviennent les soignants de Mathieu, mais de créer un milieu où le soin devienne possible pour lui.

Pour différentes raisons, les packings ont été arrêtés et un groupe contes a été créé autour de Mathieu. Là aussi un groupe de patients participe régulièrement à l'atelier et nous sommes toujours étonnés par la justesse de certaines observations et la patience dont ce groupe fait preuve.

L'arrivée de Mathieu au centre de jour a beaucoup fait douter l'équipe de sa capacité à le soigner. Sentiment d'impuissance face à la difficulté d'entrer en contact avec lui, inhibition vis-à-vis d'une équipe de pédopsychiatrie paraissant plus technique, interrogations sur ce qu'est le soin devant une équipe éducative qui attend quelque chose de nous. Mais au final, cela nous a permis de prendre conscience d'une manière plus claire de la richesse et de la pertinence de nos propres outils : la psychothérapie institutionnelle, le club, permettant de mobiliser chez chacun son désir de soigner.

Favoriser un climat psychothérapeutique

Le club réalise l'asepsie des structures de soins, chère à Tosquelles, en modifiant le milieu. Il délimite une sorte de scène, d'espace scénique, d'espace thérapeutique où il ne s'agirait plus d'être soigné ou soignant, mais avant tout membre d'un club. Où pour chacun il y aurait de l'ouvert, du possible, où il pourrait y avoir l'émergence de quelque chose de l'ordre du désir. Les espaces, selon la conception de Winnicott, fonctionnent de façon à permettre qu'il y ait du jeu, du possible et de la création.

Dans les clubs, il est donc question d'une fabrication de lieux. Un lieu, dit Oury, est le produit de deux fonctions : L = f (collectif) x f (club). Pour qu'il y ait un « espace du dire » où quelque chose puisse émerger, cela ne peut se faire que dans une dimension non pas directe mais indirecte et de double articulation.

L'asepsie indispensable consiste à déblayer un champ où quelque chose de l'ordre de la rencontre puisse advenir. L'asepsie c'est d'abord la remise en cause de cette dimension statutaire, du « je » qui s'aliène dans son propre statut. Le dégagement de cet espace de vie social travaillé, va, comme le dit Bonnafé « favoriser un climat psychothérapeutique ».

Les multiples espaces d'accueil, les « sithes » (Oury) ou « sythèmes » (Poncin), doivent être suffisamment différenciés pour constituer une possibilité de choix et donc de langage. L'objectif est de disposer d'une « tablature institutionnelle » (Oury), d'espaces et de temps diversifiés articulables entre eux, possiblement utilisables par le patient, même à son insu, comme les touches d'un clavier ou mieux, comme les éléments d'un langage, à la condition que lui soit offerte une possibilité de choix, de libre circulation pour tracer son chemin singulier.

Conclusion

> « *Nous voudrions surtout insister sur un aspect plus spécifique, celui qui justifie notre effort qui est d'essayer de prendre en charge ce monde énigmatique de la Folie. Nous avons tous conscience de la médiocrité de nos moyens, lorsque nous nous engageons dans une pareille aventure. Voyage Ulysséen où la 'discordance incarnée' nous frôle sans qu'on le sache. Sirènes inaccessibles, mirages de la plénitude de l'être qui nous cachent* [...] »[4].

Est-ce que le club thérapeutique peut être utile à quelque chose se demande Oury ? Il peut certes permettre que puisse s'organiser une réalité, un lieu d'existence pour un sujet dont les troubles psychiques provoquent une « déliaison » sociale. Investi comme lieu de faire-semblant pour les uns, ou pouvant se constituer comme tentative de suppléance pour les autres, il permet en tout cas de poursuivre le traitement de la dite « chronicité » dans le champ de la psychiatrie. En effet, cette structure symbolique spécifique et singulière ne se constitue pas comme un simple prolongement du soin, un espace-temps qui viendrait se succéder à l'espace-temps thérapeutique, comme les logiques actuelles de réhabilitation psychosociale voudraient bien nous le signifier.

Ainsi, le club reste profondément ancré dans une dynamique thérapeutique où peut s'interroger en effet notre désir d'être là, de soigner (voire de vouloir guérir), mais aussi la dynamique transférentielle à l'œuvre, les phénomènes de répétition, etc.

---

4 OURY Jean, « Les clubs thérapeutiques » (1959), in *Psychiatrie et psychothérapie institutionnelle*, Lecques : Éd. du Champ social, 2001, p. 84.

Le nosographe, le perspecteur et les ciseaux d'Harpo Marx ?

Patrice LAMBERT*

Lors d'un concours pour une Minerve destinée à couronner un haut pilier, Alcamène sculpta une sculpture harmonieuse, Phidias, une figure aux membres déformés, avec une bouche béante et un nez étiré. Le jour de l'exposition, le premier obtint tous les suffrages tandis que son rival faillit être lapidé. Mais la situation se renversa lorsque les sculptures furent mises en place. Installée au sommet de la colonne, la statue de Phidias prit une grande beauté alors que l'autre devint un objet de risée[1].

---

* Psychologue clinicien - Maître de conférences associé à l'Université d'Angers.

1 JURGIS B., *Anamorphoses. Les perspectives dépravées*, Paris : Éd. Flammarion, coll. Champs, (3e édition), 1984, p. 19.
Cette histoire est reprise dans *l'Ars Magna lucis et umbrae in mundo* de Athanasius Kircher, penseur complet, à l'origine de travaux d'optique, déduits de la résonance qu'il sut trouver en entrechoquant les disciplines du champ de la pensée (optique, géographie, linguistique, mathématiques...) qui l'attiraient ; Kircher amenait plus loin un contre-exemple situant que la tromperie n'était à l'endroit de la colonne Trajane, pas plus efficace que la vraisemblance qu'elle tentait de corriger.

Puisqu'il ne s'agit pas d'écrire ce qui aura été dit, Il devient possible de lire ce texte en chantant. L'objet de ce travail tente de distinguer un rapport entre l'insularité et l'insularité psychique et se déduit de la rencontre avec des équipes soignantes pluridisciplinaires insulaires rencontrées régulièrement depuis plusieurs années en divers endroits.

Le nosographe trace des lignes pour penser le monde. Le perspecteur[2] les met en scène... pour un regard, pour une autre pensée supposée, supposée structurée comme celle d'où part le raisonnement. Chaque sujet dessine son alter à son image... l'affaire est biblique et psychiatrique. L'histoire de la cartographie révèle combien les points de vue les plus précis sont contextuels. Le motif de la déformation n'est pas seulement politique ou belliqueux, il peut aussi simplement se déduire de problématiques inconscientes. Pour commencer à se représenter quelque chose, il faut bien avoir tracé une première ligne[3]. Ainsi les chercheurs de trésors contemporains ont tous l'expérience de s'être eux-mêmes bernés d'avoir cru trouver dans un lieu tous les indices qu'ils cherchaient, alors qu'aucun n'y avait été déposé. Les signifiants résonnent de partout, les assonances ou autres ressemblances accordées, appellent le chercheur à y comprendre quelque chose : que le trésor s'y trouve.

Harpo, l'insulaire, le solitaire, le clown muet, voire supposé savoir, m'a toujours semblé être un guérisseur autoritaire, coupant ce qui dépasse de son seul désir[4]. Le personnage d'Harpo, dans la fratrie comique n'hésite pas à intervenir pour faire des trous ou des coupures, abruptement, dans une thérapeutique risquée parce que des plus dadaïstes... Il coupe là où ça dépasse sans sommations au plus près de la dynamique du rêve. Le rêveur est le second de son rêve et laisse penser... pour peu qu'il se soit laissé endormir, une chaîne de signifiants, qui de lui ne retient que la posture du spectateur.

---

2 JURGIS B., « Les perspecteurs français : Salomon de Caus, Niceron, Maignan », in *Anamorphoses ou Thaumaturgus opticus*, Paris : Éd. Flammarion, 1984.

3 BRUSATIN M., *Histoire de la ligne*, Paris : Éd. Flammarion, coll. Champs, 2002.

4 MAC CAREY L., « La soupe au canard » (scène du stand de limonade), 1933.

Il fut un temps où les acteurs du mouvement dada, contemporains de l'arrivée de la psychanalyse en France et d'efforts nouveaux en nosographie, ne s'embarrassaient pas de politesses et tentaient à leur manière de laisser se dire les syllabes, les actes et les signifiants, alors qu'à côté, sur une autre scène, les premiers psychanalystes devenaient spectateurs, écouteurs des associations libres de leurs visiteurs[5]. Leurs trajectoires ne se croiseront véritablement que plus tard, dans les années trente. Les artistes s'étaient alors généralement embourgeoisés et avaient laissé la place à une forme beaucoup plus polie et intégrée de la subversion, à savoir les premiers temps du mouvement surréaliste. L'insensé, les folies féminines, le rêve et sa mise en scène purent rassembler côte à côte artistes et aliénistes quelque temps.

Le travail du Dr Grasset[6], publié en 1907, est assez touchant à cet endroit : lassé de ce que le médecin en soit réduit à repérer le fou du non-fou, il nous propose une troisième catégorie, celle des « demi-fous », en précisant qu'il n'y a qu'à bien regarder, qu'ils ont toujours été là en nombre, attendant en quelque sorte qu'on les distingue.

> *J'ai essayé de montrer l'égale erreur des deux théories opposées des deux blocs et du bloc unique, qui nient, l'une et l'autre, l'existence des « demi-fous » et ne veulent admettre que les responsables et les irresponsables en deux groupes séparés et opposés ou au contraire une série continue allant du plus responsable au plus irresponsable sans distinction ou classification possible des groupes séparés ; et je me suis efforcé d'établir, à côté des raisonnables et des fous irresponsables, les droits à l'existence scientifique et légale d'un troisième groupe formé par les « demi-fous demi-responsables »*[7].

---

5 Tristan Tzara, chef de file, balaya très vite cette subversion voisine incarnée par la psychanalyse : « *La psychanalyse est une maladie dangereuse qui endort les penchants anti-réels de l'homme et systématise la bourgeoisie* », in TZARA T., *Manifeste dada*, Dada 3, Zurich, 1918.
6 GRASSET J., *Demi-fous et demi-responsables*, Paris : Éd. Félix Alcan, 1907.
7 *Ibid.*, p. 3.

La structure du montage est des plus simples, symétrique (demi) et d'un opérateur binaire on passe à une trinité pour dire l'universel.

Une autre tentative remarquable du début du XXe siècle est signalée sans précisions par Michel Foucault dans la magnifique préface de son essai sur les classifications[8]. Michel Foucault donne un extrait d'une obscure classification chinoise citée par Jorge Luis Borges. On s'amuse beaucoup d'y retrouver sous une forme plus légère, hétéroclite et ouverte, une réponse radicalement différente de celle du Dr Grasset. Puis l'auteur fait allusion à une expérience Bruxelloise[9] qu'il convient d'identifier après enquête avec celle de Paul Otlet et son Mundaneum[10]. Ces classements rappellent les CIM10 ou autres DSM qui laissent leur forme ouverte transpirer le malaise de ne pas pouvoir se hisser plus près de leur ambition universelle.

Névrose et psychose, à tous les niveaux que nous les prenions au-delà de leur intérêt conceptuel ou structurel, sont des concepts de névrosés, utilisés par des sujets ayant un rapport de type névrotique au monde.

Pour l'écrire autrement, la psychose n'existe pas en dehors du discours qui la suppose, comme tout le reste d'ailleurs... Saisir la formule telle qu'elle vient de s'écrire, permet de faire quelques tours vertigineux et d'expliquer peut-être l'échec de ce que la psychopathologie et son histoire, aussi riche soit elle, n'arrive pas à transmettre quoi que ce soit d'étayant durablement aux équipes pluridisciplinaires que nous rencontrons dans notre pratique.

---

8 FOUCAULT M., *Les mots et les choses*, Paris : Éd. Gallimard, 1966.
9 « L'institut bibliographique de Bruxelles pratique lui aussi le chaos : il a morcelé l'univers en mille subdivisions, le n° 262 correspondant au pape ; le 263 au Jour du Seigneur ; le 268 aux Écoles du dimanche... Il ne répugne pas aux subdivisions hétéroclites ; par exemple, le n° 179 : Cruauté avec les animaux. Protection des animaux. Le duel et le suicide du point de vue de la morale. Vice et défauts variés. Vertus et qualités variées » BORGES J.L., « La langue analytique de John Wilkins », in *Enquête*, Paris : Éd. Gallimard, 1957.
10 Françoise LEVIE vient de publier un ouvrage très précis restituant la démarche de ce classificateur entêté : *L'Homme qui voulait classer le monde*, Lièges : Les Impressions Nouvelles, 2008.

Bien entendu, la version la plus manichéenne et simplifiée de cet outillage complexe aura été souvent perçue et utilisée pour conforter la rumeur... (névrose, psychose ; bien, mal ; normal, pathologique ; bénin, grave...). Il en est ainsi de tous les concepts pour penser le monde ou l'altérité... qui, bien qu'habillés parfois d'une prétention à dire l'universel, ne résistent pas au voyage.

L'hypothèse que je ferais est que le savoir du nosographe ne résiste pas non plus au voyage et ne se comprend que de ceux qui en sont déjà convaincus. Les universaux de structure sont d'un autre âge bien que la bascule nous soit contemporaine. Les voyages dans le temps, et dans l'espace se sont considérablement multipliés, l'épistémologie et l'histoire des sciences deviennent éditées massivement et sont discutées publiquement aujourd'hui.

Le psychologue clinicien, s'il existe, a pourtant pour avantage sur le médecin de n'être pas allé voir à l'intérieur des corps, morts ou animés. Ce renoncement à aller regarder ou couper plus près, est une différence de taille, justement, qui me semble régir les postures déduites de cette expérience (du psychologue clinicien au psychiatre clinicien). Ce renoncement pourrait être l'occasion d'une fierté, d'une assise sérieuse pour le psychologue à l'hôpital.

En effet, les appareils de toutes sortes qui permettent de jeter un œil ou bien de tendre l'oreille au sens de Tex Avery, ne permettent pas de situer le sujet dans la géographie corporelle. Aucun atlas, aucune représentation d'écorché, aucune esquisse[11], fût-elle freudienne, ne permet bien entendu de situer derrière le bord à conquérir ce que l'on nomme maladroitement le sujet. Pour autant, les traits tirés pour caler le savoir qui se déduira de la perspective, dessinent des frontières, des cartographies, des au-delàs, des passages, des bords... qui signalent à chaque fois le réel... Dans cette logique on pourrait soutenir que ce que les garçons cherchent à voir sous les jupes des filles de la chanson, n'est qu'une anamorphose. La mort, le réel sont dans le tableau.

---

11 On pourra se reporter aux premiers schémas de Sigmund Freud présents dans le Manuscrit G de sa correspondance avec Fliess, en particulier à la lettre 52, où l'on percevra mieux le rôle de la ligne dans la structuration.

Pourtant, s'est avancée l'idée, que dans le tout dire jusqu'à l'épuisement, l'endormissement, dans les complexités du transfert qui se dégagent, du soin pourrait advenir.

Il est tout de même étonnant que ceux qui font profession de pousser à tout dire, comme ça vient, sans souci esthétique, de dire comme on rêve, hachuré, décousu, associé, ne puissent s'empêcher lorsqu'ils se regroupent d'avoir recours à la science comme idéal. Ainsi il s'agirait dans la clinique de rendre compte d'une rencontre logiquement, au moyen d'un propos articulé contre la poésie spontanée d'une association d'idée. Le paradoxe se poursuivant jusqu'à écrire ce qui pourrait être dit à l'avance. Par exemple, il était question d'écrire à l'avance et de l'adresser, ce qui se lirait poliment sous la forme d'une communication dans cette journée. Comment des rêveurs soucieux d'entendre au quotidien une pensée singulière au plus près de sa fabrique peuvent-ils lorsqu'ils se regroupent convoquer au moment de l'énonciation un ordre aussi stérile, et ses effets de censure ? Il me semble qu'il s'agit-là du paradoxe le plus intime auquel a à faire le psychologue clinicien, qu'il ait à l'aborder pour lui-même ou pour quelques autres. Classer le monde, tirer des lignes, dire le savoir de sa montagne, le vérifier de sa voisine... mettre en scène ou bien témoigner simplement du fait qu'il a entendu quelque chose... encore. Cet entendu étant un inédit, compréhensible par lui-même, ou dans l'écart qu'il entretient avec sa pensée, qui parle bien entendu, sans lui.

Il y a un écart entre le sujet et sa pensée, fût-il clinicien ou psychotique. Des symptômes contemporains témoignent de la difficulté qu'il y a à s'endormir seul avec soi-même... sans prendre un somnifère, un dernier verre, une dernière cigarette, un écran de télévision ou un dernier morceau de musique, avant de lâcher prise et de se laisser dominer par le sommeil, l'Autre pilote automatique, qui compose avec le réel. Se retrouver seul avec sa pensée, sans objet, ligne, ou autre signifiant préoccupant jeté devant pour en devenir le second, angoisse, parce qu'on est arrivé... là où il pourrait se passer quelque chose. Il n'y a plus d'écart en apparence.

Clément Rosset a pu, dans son texte intitulé *Le Réel, Traité de l'idiotie,* proposer :

Le réel est sans double : il n'offre ni image ni relais, ni réplique ni répit. En quoi il constitue une idiotie : idiote, idiot signifie d'abord simple, particulier, unique, non dédoublable. Un réel lointain, car à jamais reléguable dans le miroir. Un réel voisin car toujours en vue. C'est une tentation inhérente à l'intelligence que de remplacer le réel par son double. Dans l'Île de la raison...[12]

La psychologie clinique s'intéresse aux rapports entretenus par un sujet et sa pensée, à l'instant de s'endormir comme à l'instant de dire quelque chose. Le sujet court par définition du thérapeute au patient... Poser un diagnostic, engager sa lecture du monde engagera alors autant le sujet dont on parle que celui qui s'avance à nommer.

La simplicité des modèles ou structures imaginaires qui permettent de penser cette clinique ici ou là est fortement inscrite dans le dessin des territoires et les modalités de construction de leur géographie. Il suffit de se décaler légèrement ou de risquer un voyage pour l'apercevoir...

Revenons, comme par un mouvement de caméra à la géographie...

« *Pour construire sa maison, en Polynésie, on n'a pas de niveau à bulle, il suffit de se caler par rapport à la ligne d'horizon... Le paradis c'est toujours un peu plus loin* ». C'est ainsi qu'un jeune homme, médecin de profession, ayant choisi il y a une vingtaine d'années de poser sa famille au bord du littoral résumait l'avantage d'être posé sur une île, au « milieu » du Pacifique. Cette île ayant à portée de jumelles une île jumelle, dont la seule présence décalée, permettait un écart et suffisait ainsi à ne pas la rendre idiote[13].

Installé face à la baie de Cook[14], près de Papeete, en Polynésie, au bord de l'eau, mais pas du rivage malgré les apparences, je crus comprendre que la barrière de corail faisait bord parce

12 ROSSET C., *Le réel, Traité de l'idiotie*, Paris : Éditions de Minuit, 1997, 4e de couverture.

13 ROSSET C., *op. cit.*

14 La Baie de Cook se trouve sur Moréa, île voisine de Tahiti. La distance qui les sépare permet qu'on puisse clairement voir l'une de l'autre.

qu'elle empêchait les requins de progresser et tenait à distance des hauts-fonds. Ce fut une erreur. Les bords que je cherchais sur l'île où je m'étais rendu une seconde fois pour accompagner l'équipe pluridisciplinaire d'un CAMSP à penser les rapports de l'angoisse avec l'insularité, se trouvaient décalés sinon vers l'horizon, en tout cas vers le bord du lagon. On m'en avait trouvé de très intéressants : districts, barrières naturelles... sur l'île. Nombre de témoignages validaient les hypothèses émises par pure sympathie. Il fallut longtemps, plusieurs voyages et quelques rencontres[15] pour comprendre que ce dont on me parlait était en fait une expérience de l'archipel[16]. Non pas d'un bord, ici ou là, décalé, qui immédiatement permettrait de penser en binaire ou en trinité, (chose familière... depuis la première évangélisation de l'île), mais en archipel, c'est-à-dire en multiple ouvert. Un volcan est d'ailleurs en train de sortir, pas loin, on ne sait où, mais on en parle comme d'une proximité. Archipel, parce qu'une mère aura enterré le placenta de l'enfant dans cette île, qu'il aura grandi là-bas sur une autre et se débrouillera pour trouver partenaire un peu plus loin encore.

Il existe des mondes dans lesquels le plafond est troué, où les morts vivent à proximité, sans que cela soit pensé comme un imaginaire primitif ou infantile... Les Polynésiens, soignants dans des structures à forme occidentale, n'ont pas renoncé à leur savoir, à leur manière de situer les lignes qui borderont l'écart à leur pensée qui parle toute seule, seulement ils le taisent souvent en présence des soignants formés et diplômés pour leur part en Métropole. L'universalité de l'Œdipe peut dans ce contexte décalé faire sourire. Il faudrait détailler dans un autre travail précisément cette question. On m'a raconté plusieurs histoires d'enfants à travers lesquels des aïeux décédés parlaient (un sujet et sa pensée...) Ces témoignages étaient considérés sur place comme bien plus enseignants que ce qui tentait de les expliquer de l'autre bord sous la forme d'une pensée infantile ou de lectures du monde primaires.

---

15 Notamment Ernest Sin Chan, Ethnopsychiatre ; Warren Ellacott, exceptionnel remonteur d'épaves, signataire de l'indépendance de Tahiti...

16 Polynésie signifie au plus simple « îles nombreuses », Mélanésie, les îles noires, Micronésie, les petites îles et la Malaisie depuis la classification en quatre parties permettant de se repérer dans l'Océanie, proposée par Dumont D'Urville.

L'épistémologie de la géographie[17] me semble bien en avance pour penser le rapport du sujet à ses bords, aux limites factices qui tentent de le représenter et donc de son rapport avec sa pensée.

L'archipel pour le géographe évoquera plutôt un réseau de signifiant qu'une logique articulée en opposition binaire ou symétrie fascinante, parce que simple à penser... L'expérience d'une écoute clinique tout simplement. La structure du savoir qui se dépose dans ce qu'on appelle généreusement la psychopathologie se déplie en figures simples : oppositions binaires, ternaires, inversions, symétrie... se limitant pour un poseur de lignes à des figures élémentaires.

Si la ligne d'horizon peut caler un sujet, le temps qu'il construise sa cabane, le montagnard, le frontalier, l'homme du désert ou le marin n'en n'ont souvent que faire pour bricoler un coin sécurisant. Mais on peut faire l'hypothèse qu'ils en auront trouvé d'autres[18].

Le sujet et sa pensée, l'insulaire et son île distante, le frontalier et son au-delà, l'océanique et sa ligne d'horizon, le désertique et son mirage, l'autiste et sa main, voire le filet d'eau...

Je terminerai par une image justement pour cesser d'écrire, tout en étant concerné de près par sa mise en scène et ce divan voyageur que j'ai chaque jour à portée d'oreille. Cette image est l'œuvre de Jean François Rabillon[19], photographe plus que nosographe... La qualité de son regard est bien connue dans le champ des spectacles vivants. Elle tient sa place dans une série de photographies témoignant de ce qu'un divan s'est promené un jour de l'été 2007 sur les bords de la Loire, et dans la ville d'Angers, parce que celui qui le portait, à l'occasion d'un film à faire[20], cherchait à qui parler. Il ne trouva personne, pour s'asseoir derrière son objet,

---

17 BAILLY A., SCARIATI R., *Voyage en géographie*, Paris : Éd. Anthropos, 1999.
CLAVAL P., *Épistémologie de la géographie*, Paris : Éd. Armand Colin, 2001.
18 SERRES M., *Atlas*, Paris : Éd. Flammarion, coll. Champs, 1996.
BRUSATIN M., *Histoire de la ligne*, Paris : Éd. Flammarion, coll. Champs, 2002.
19 http://www.rabillon.com
20 ThomR, « *Nos seules empreintes sont les fracas...* », 2007.

l'oreille tendue, à qui raconter sa pensée qui lui parlait sans qu'il puisse faire grand chose d'autre que marcher jusqu'à trouver où se poser.

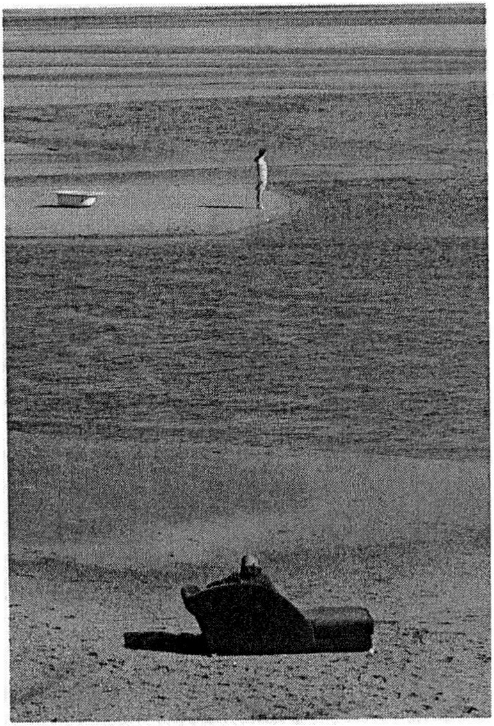

Nous observons deux insulaires, chacun sur son banc de sable, distant, équipé d'un objet, éclairés par une lumière dont le point d'origine, à supposer que ce serait un point, est incertain. Il y a des lignes, mouvantes, qui à bien regarder n'en sont pas.

Entre eux, l'eau coule ; au-delà, on devine d'autres bancs, d'autres rives, une alternance de sable et d'eau, bien qu'il y ait aussi de l'eau entre les sables, des gouttes d'eau certainement et bien d'autres choses, entre les grains de sable, et peut-être des grains d'eau entre les gouttes de sable… ou bien des gouttes de sable entre les gouttes d'eau… Bref, il s'avère que de l'image, qui pouvait à la première impression tirer son spectateur vers l'émotion, la description glisse déjà vers une combinatoire stérile, fermée, annulant la richesse infinie de ce que ne pas dire permet d'écouter.

En d'autres lieux, on trouvera d'autres bords et chacun y percevra, comme dans une démarche diagnostique ce qu'il aura par le passé appris à reconnaître. Ainsi avancent les navigateurs dans l'océan... Une forme supposée les appeler pouvait amener à payer fort cher celui qui se tenait dans la vigie, chargé de faire rêver l'équipage en lui apprenant que des oiseaux aperçus pouvaient indiquer certainement la proximité d'un rivage, c'est-à-dire d'un bord où se poser. L'oiseau supposé sujet supposé savoir.

Il semble y avoir un monde entre l'activité clinique et sa mise en forme dans l'après-coup. Cette esquisse ouverte m'amène à tenter de mieux saisir pourquoi les cliniciens, au carrefour, se sont volontiers souvent identifiés à une posture que nous qualifierons de bourgeoise plutôt qu'à celle du dadaïste ou de l'artiste, alors que la nature de leurs rêves leur indiquait que la pensée la plus intime était loin de s'ordonner selon les règles de bienséance.

Deuxième partie :

Psychologues dans le champ psychothérapique

Sur les pas de Midas ?

Le psychologue, l'institution, le sujet au risque du désir...

Marine COUFFIN, Delphine FROMENTIN, Anne LEMAITRE, Stéphane LEMORT, Émilie PASQUET-GUICHARD, Clémence SAGNIEZ, Thibaut VERMOT-GAUD*

Ce texte est né d'une rencontre entre sept étudiants en master de psychologie clinique. Réfléchir autour du « *désir de soigner ?* » a été l'occasion d'une confrontation de nos différents points de vue, marqués par nos expériences professionnelles et personnelles. L'ouverture de cet espace de réflexion a donné lieu à d'abondants échanges. Ceci nous a permis d'avancer dans la construction de notre identité professionnelle.

Avant de parler du désir de soigner, il serait intéressant de se demander ce que l'on entend par soigner. Le terme de « soigner » englobe l'idée d'un but à atteindre : « *procurer les soins nécessaires à la guérison de quelqu'un* »[1]. L'acte de soigner aurait donc une visée de rétablissement complet de la personne à un état

---

* Étudiants en Master de psychologie clinique, Centre de psychologie clinique (CPC), Institut de psychologie et sociologie appliquées (IPSA), Université Catholique de l'Ouest (UCO), Angers.

1 Dictionnaire *Le Petit Larousse.*

antérieur normatif. Or, nous nous sommes demandés si, en tant que futurs psychologues, cette prétention n'était pas à l'antinomie de notre position. Ceci a amené la réflexion suivante.

Le psychologue soigne-t-il ?

En règle générale, on considère que soigner est à la charge de la médecine parce qu'elle a pour but la mise en place des moyens nécessaires à la guérison. En effet, dans le passé, la maladie mentale était envisagée sous le même angle que la maladie organique. On a donc traité les maux de la psyché dans les hôpitaux avec un même but : la guérison.

Mais, en tant que psychologues, recherchons-nous la guérison ? À première vue, cette affaire n'est pas si simple, puisque dans la guérison, c'est la tombée du symptôme qui est recherchée. Par exemple, dans le délire psychotique, la médecine va utiliser les psychotropes qui vont permettre d'éteindre momentanément le délire là où la psychanalyse considère que le délire est, en lui-même, une tentative de guérison.

Si le psychologue ne vise pas exclusivement la guérison, comment envisage-t-il son métier ? Médecine et psychologie entrent en jeu à la limite de l'une et de l'autre, et sont donc complémentaires dans le projet d'accompagnement du malade. Pourtant, le soin envisagé par la psychologie n'a pas la même spécificité que la médecine. Le psychologue semble en effet s'écarter de cette ambition curative exclusive dans le sens où il va tenter de faire advenir le Sujet à travers une écoute attentive. À partir de là, à quel moment et comment le psychologue entre-t-il en jeu dans un projet de soin ? Dans le cadre d'une activité thérapeutique, le psychologue s'engage dans le soin à partir d'une orientation théorique de son choix, à l'aide de concepts et/ou d'outils, et à partir de sa propre subjectivité qu'il utilise dans la relation thérapeutique. Par ailleurs, dans sa pratique, le psychologue se réfère à son code de déontologie qui énonce : « *Le respect de la personne humaine dans sa dimension psychique est un droit inaliénable. Sa reconnaissance fonde l'action des psychologues* »[2]. En effet, le code de déontologie des psychologues va permettre d'offrir des repères éthiques indispensables à notre pratique. Au-delà de ces repères, c'est le désir qui est au cœur de notre travail. Qu'en est-il donc du désir dans le champ psychothérapique ?

Fantasmes et désir

Le désir se définit généralement comme une tension issue d'un sentiment de manque et, en ce sens, on ne désire que ce dont on manque. C'est ce que Lacan appelle l'objet (*a*) ; à la fois notre vérité fondamentale, mais également ce qui à jamais nous échappe, ce que nous cherchons toujours sans jamais pouvoir l'atteindre : ce qui cause notre désir.

Le désir est producteur de fantasmes, il risque toujours de se prendre les pieds dedans : fantasme d'intersubjectivité, fantasme de complétude, de puissance ou de maîtrise par le savoir, narcissique, etc. Une attitude trop fantasmatique donne un trop-plein de consistance qui vient polluer la relation thérapeutique et risque de nous faire manquer la rencontre, qui constitue le cœur de notre travail. En effet, si l'on est persuadé de savoir ce qui fait souffrir la personne, on risque de ne pas réussir à l'écouter vraiment, on risque une attitude plus projective que clinique. Renonçant à la maîtrise par le savoir, le thérapeute peut maintenir, pour celui qu'il rencontre, une place de sujet-supposé-savoir. Pour cela, il en va de chaque psychologue, orienté par la psychanalyse, de travailler son désir, de l'analyser et de ne pas s'en trouver esclave.

---

2 Extrait du préambule du Code de déontologie des psychologues, ratifié le 22 juin 1996.

La pratique du psychologue prise dans les filets du désir... des désirs ?

À partir de là, nous constatons que le désir inconscient est constamment à l'œuvre et qu'il signe la singularité de chacun. La prise en compte de ce désir est, en cela, fondamentale dans la pratique du psychologue. Le désir de soigner se pose principalement autour d'une triade : le désir du psychologue, le désir du sujet et le désir de l'institution. Toutes ces influences inconscientes vont donc se trouver en jeu dans la pratique du soin et nous conduisent à réfléchir sur ses aménagements. « *Le soin n'est jamais neutre, marqué par l'ensemble des processus transférentiels qui vont influencer de façon significative le devenir du patient et du soignant* »[3].

Nous serons donc amenés, par la suite, à questionner, dans le cadre institutionnel, notre pratique de psychologues stagiaires impliqués dans différents projets de soins.

En tant que futurs praticiens, nous sommes amenés à travailler au sein de structures institutionnelles différentes (hôpitaux, CMP, maison de retraite, IME, RASED, etc.). L'institution devient alors un carrefour où s'entremêlent les personnalités, les histoires, les singularités de chaque soignant, de chaque patient. Lieu de travail, lieu de soin, lieu de vie mais avant tout lieu de rencontres et de liens.

Par ailleurs, il semble qu'on puisse observer un certain réaménagement de la pratique du psychologue, qui l'éloigne de ses orientations premières, lié à certaines contraintes de la société, dans sa lutte contre le différent, contre les inégalités, etc., contraintes qui prennent progressivement une place de plus en plus importante dans les institutions. Dans tous les milieux où le psychologue intervient, il lui est de plus en plus demandé d'évaluer et de catégoriser la personne qu'il reçoit.

Ainsi, la réforme du système scolaire, notamment avec la suppression des RASED (Réseaux d'aides spécialisées aux élèves en difficulté), nous amène à questionner la valeur que l'on accorde

3 ANSERMET, F., SORRENTINO, M.G., *Malaise dans l'institution. Le soignant et son désir*, Paris : Éd. Anthropos/Économica, 1991, p. 6.

au soutien psychologique infantile et à un possible réaménagement des symptômes. Au cours de notre formation de psychologue, on insiste sur le fait que l'enfant est un être en développement qui connaîtra de multiples changements tout au long de sa vie. Pourtant, dans une logique préventive, on tendrait à catégoriser, et, en ce sens, à figer les comportements de l'enfant. Ne transformerait-on pas les professionnels de la santé en « étiqueteurs », selon l'expression de Pierre Delion ?

Le plan hôpital 2007 nous renvoie à cette idée d'estimation du soin psychique et de le catégoriser à tout prix. Combien pour « guérir » d'une schizophrénie paranoïde ? Nous vous proposerons bientôt un forfait : un entretien, un Rorschach et un suivi de dix séances ?

Apparaît donc un nouveau danger pour le psychologue, celui de se limiter au diagnostic au détriment d'une démarche globale de compréhension et d'accompagnement du sujet. Le psychologue ne risque-t-il pas, en se laissant ainsi happer par le chant des sirènes, d'oublier ce qui fait l'essence même de sa profession : remettre en question et réaménager sa pratique pour y accueillir l'individualité ? Est-il encore possible alors, dans une société comme la nôtre, de faire une place au doute et à l'incertitude ?

La société actuelle est dans l'utopie d'une maîtrise absolue, qui se retrouve dans la clinique au niveau de l'accueil de la demande. De plus en plus de patients viennent rechercher des solutions toutes faites, se faisant une idée de leur problème et recherchant une action très spécifique, tel un geste chirurgical. Il n'est plus rare d'entendre dès le premier entretien : « *quand pensez-vous que j'irai mieux ?* », un peu sur le mode du : « *c'est grave docteur ?* ». Ces remarques, si souvent entendues en consultations, nous amènent à penser que la personne en face de nous attend une réponse déjà soignante, que l'on ne peut pas lui donner, et l'assurance de retrouver un état de bien-être sans en passer par un questionnement plus personnel.

À partir de cet état de fait, on comprend que les demandes du sujet évoluent. Ces demandes, toujours plus pressantes, nous amènent à questionner le désir inconscient du sujet, dans ce qu'il adresse au psychologue. Notre rôle dans le processus de soin est de comprendre et d'interroger la demande du sujet à travers le transfert, et donc son désir inconscient.

Par ailleurs, on retrouve dans certaines institutions, cette confusion du rôle du psychologue, au travers des demandes qui lui sont faites : « *Je trouve que Mme Dupont n'a pas trop le moral en ce moment, vous ne pourriez pas aller la voir, pour parler avec elle ?* », ou sinon sur un autre mode : « *Oh là là, depuis que M. Durand voit le psychologue, je le trouve quand même moins bien...* ».

Qu'en est-t-il ainsi du désir de l'institution, comment entendre ces demandes qui nous sont adressées, comment y répondre ? Encore une fois, il est de notre devoir de rappeler le rôle du psychologue et sa place dans l'institution, ainsi que de resituer le respect de la singularité du sujet au centre des pratiques institutionnelles.

Situation clinique

Pour terminer, nous allons illustrer la fonction du psychologue en institution au sein d'une équipe pluridisciplinaire. M. Thibaut Vermot-Gaud, psychologue stagiaire, nous expose une situation rencontrée sur son lieu de stage, soulignant la spécificité du psychologue dans le champ psychothérapique.

Lors d'un stage, à l'occasion d'un groupe thérapeutique d'enfants animé par un éducateur et une infirmière, j'assiste à une petite scène qui semble se répéter. Un enfant (appelons-le Loïc) se balance constamment sur sa chaise, l'éducateur le reprend ; l'enfant pose alors sa tête sur la table et à nouveau, il est repris ; il se frappe alors la tête avec ses poings.

La coercition éducative amplifie le phénomène au lieu de le contenir. J'interroge cette pratique éducative. Cet enfant a manifestement besoin de sentir contre son corps quelque chose de dur et de solide, ses balancements répétés sont liés à la mobilité de la table (lorsqu'il prend appui sur elle, celle-ci se déplace). Je propose de choisir une table plus lourde, lui permettant de sentir quelque chose de stable, de fixe et de solide. Nous décidons aussi de lui laisser plus de latitude, de moins le reprendre. Loïc pourra ainsi se bricoler un point d'ancrage décisif qui va lui permettre d'entrer en relation avec les autres et d'accepter beaucoup plus facilement la castration que cela implique ; ce qui consiste pour lui à pouvoir temporiser sa propre parole.

Je vais découvrir au sein du même groupe thérapeutique l'importance de soutenir certaines règles éducatives. Lorsque l'éducateur est absent, l'excitation dans le groupe est manifeste, un enfant en pince un autre, un troisième se cache derrière la porte, le quatrième sous la table, etc. La parole est court-circuitée par le cache-cache et l'excitation. Il me paraît donc clair que la présence de l'éducateur donne un cadre qui apaise les enfants et permet l'échange. Je vais donc moi-même prendre un rôle plus éducatif au sein des groupes thérapeutiques car je constate que cela apporte au groupe un indispensable contenant psychique qui, faute d'être assuré, se solde trop souvent par des agressions d'enfants sur leurs camarades.

Si j'accède à l'occasion à la demande institutionnelle, et notamment sur les groupes thérapeutiques, je ne me réduis pas à ce que l'on attend de moi, sous peine de venir m'inscrire moi-même sur l'axe imaginaire, de travailler avec mon fantasme.

Une réflexion à mûrir...

En tant que psychologues, nous aspirons à introduire du décalage, à créer une dynamique, une capacité à se renouveler. D'où l'importance, pour cela, de pouvoir trouver, en dehors de l'institution, des lieux de rencontre et d'échange. La clinique n'est pas un travail d'ermite. La clinique se nourrit de la rencontre du Sujet et de l'échange avec nos pairs.

Ainsi, nous pouvons essayer d'être l'Autre, celui qui appelle l'institution, le travail d'équipe, notre travail à être à chaque fois un pari et non pas une démarche routinière protocolaire, sous peine de manquer le Sujet.

Cet exemple concret de situation de stage, à l'intérieur d'une institution, pose la question de notre positionnement. Ce que l'on peut faire ou pas, nos limites, nos possibilités. L'enjeu est pour nous de garder une position juste, entre volonté de tenir une place spécifique de psychologue stagiaire, qui n'est pas celle d'un éducateur, d'un infirmier, qui n'est pas celle d'un médecin non plus..., et en même temps, la nécessité de faire avec la situation dans laquelle nous nous trouvons au quotidien en stage, et qui est parfois éloignée des représentations que l'on s'était faites de notre pratique.

Dans un travail pluridisciplinaire, tous les acteurs offrent une modalité d'existence particulière au sujet. Le psychologue en offre une. L'espace qu'il ouvre permet de redonner au sujet la possibilité de s'approprier son propre désir. À quelles conditions peut-il encore s'en saisir aujourd'hui ?

Quelles spécificités psychologiques dans la fonction psychothérapique ?

Patrick MARTIN-MATTERA*

La psychologie, en tant que discipline originale, autrement dit comme ensemble de théories, de méthodes, et de pratiques qui lui sont propres, est l'héritière assez récente d'autres disciplines dont les principales sont la philosophie, la médecine et la psychanalyse. Lorsque la psychologie « autonome » est fondée en 1947, la figure qui la porte, Daniel Lagache, est justement à la fois, philosophe, médecin et psychanalyste. Ceci n'est pas le fruit des circonstances mais correspond précisément aux exigences de création spécifiques de la discipline. Même si depuis cette date d'autres influences se sont exercées sur elle, comme celle de la sociologie, influences qui ont ouvert d'autres perspectives de développement, nous nous limiterons ici à traiter seulement du champ où la fonction psychothérapique est mise en œuvre, c'est-à-dire celui de la psychologie clinique. La psychologie, tout particulièrement en clinique, se décline en effet selon trois fonctions principales : psychothérapique, régulative et évaluative. La première fonction concerne le « soin » psychique dans son acception la plus large, la

* Psychologue, Psychanalyste, Professeur de psychopathologie, Institut de psychologie et sociologie appliquées (IPSA), Université Catholique de l'Ouest (UCO), Angers ; Laboratoire de psychologie de l'Université d'Angers « Processus de pensée et interventions », Équipe d'accueil 2646 ; Centre de Recherche de l'IPSA (CERIPSA).

deuxième porte sur la régulation, la gestion, voire l'animation institutionnelle, et la troisième permet l'évaluation des personnes, des groupes et des institutions. Mais parmi ces trois fonctions, qui peuvent relever de pratiques professionnelles et de métiers fort divers, seule la prise en compte du psychisme en tant que tel fait la spécificité du psychologue.

Désir de soigner ?

Parler de fonction psychothérapique n'est-il pas cependant un piège dans lequel les psychologues tomberaient pour n'avoir pas su écouter les conseils de leurs aînés ? Qu'est-ce donc que cette fonction-là ? Est-elle équivalente à ce que l'on appelle psychothérapie ?

Six ans après la date de fondation de la licence de psychologie, Lacan, en 1953, fait une déclaration fondatrice qui permet la distinction radicale entre les objectifs de la psychanalyse et ceux de la médecine, à laquelle sur ce plan il assimilera très vite la psychologie naissante. La psychanalyse est en effet dotée d'une rigueur éthique « *hors de laquelle toute cure, même fourrée de connaissances psychanalytiques, ne saurait être que psychothérapie* »[1]. Le propos de Lacan est de bien différencier le souci de guérir propre à la médecine de ce que la psychanalyse met en jeu du côté du désir inconscient. Le souci médical du guérir peut se radicaliser sous la forme du *furor sanandi*, la « frénésie du guérir », à quoi fait écho l'expression d'*acharnement thérapeutique*, alors que le but de la psychanalyse, qui « *n'est pas une thérapeutique comme les autres* »[2], en passe par une éthique que l'on a pris l'habitude de nommer « éthique du bien dire ». Ce faisant, la psychanalyse, dans cette optique, reprend à son compte une formule du serment d'Hippocrate que tous les médecins connaissent bien, et qui est un principe éthique fondamental, celui du *primum non nocere*,

1 LACAN J., « Variantes de la cure type », in *Écrits* (1953, publié en 1955), Paris : Éd. du Seuil, 1966, p. 324.
2 *Id., ibid.*

« d'abord ne pas nuire », qui en passe précisément là par l'évitement de toute nuisance entraînée par un excès du désir de soigner qui entrerait en conflit avec le désir du sujet, en l'occurrence ici, sujet de l'inconscient. C'est pourquoi Lacan aboutit à cette idée, devenue fort célèbre, que le psychanalyste, « *s'il admet donc la guérison comme bénéfice de surcroît de la cure psychanalytique,* [...] *se garde de tout abus du désir de guérir* »[3].

Mais la guérison de surcroît, propre à la psychanalyse mais pas à la médecine, serait-elle aussi requise pour la pratique psychologique telle qu'elle se développe dans la fonction psychothérapique ? Guérir de surcroît signifie que ce qui est visé en premier lieu par la pratique n'est pas la guérison, et donc que la pratique en question n'est pas uniquement centrée sur l'application d'une technique thérapeutique, à l'issue de laquelle on pourrait évaluer statistiquement les résultats obtenus sous la forme d'une échelle du taux de guérison du malade. Une telle pratique n'est donc pas seulement technique et objective, mais appartient à un registre différent, où ce qui est requis relève avant tout de l'appréciation par le sujet lui-même de son propre état, et d'un art particulier qui est celui de l'interprétation. La fonction psychothérapique de la psychologie, parce qu'elle est l'héritière de la psychanalyse, suppose pour être mise en œuvre, le strict respect du désir du sujet, et aussi le fait que le psychologue, comme l'analyste, ne cède pas sur son désir. Autrement dit, il faudrait que la fureur de guérir n'écrase pas le désir d'aller au-delà de la seule disparition du symptôme, tant ce qui est mis en jeu excède de loin les registres finalement étroits de la réparation et du soin, pour atteindre au changement de position subjective qui modifie, avec l'énoncé de sa propre histoire, le rapport aux autres et au monde.

Il n'est d'ailleurs pas absolument rare de voir certains patients utiliser le fait même de la guérison pour tenter de remettre en cause le travail analytique, soit parce qu'étant survenue très rapidement, ladite guérison les dispense d'un travail plus approfondi, soit au contraire, que tardant à venir, elle les décourage de poursuivre un traitement jugé inefficace quant au symptôme. À plusieurs reprises,

---

3 *Id., ibid.*

nous avons vu des analysants fabriquer un symptôme rebelle à l'analyse juste au moment où ils abordaient des aspects particulièrement sensibles qui remettaient en cause leur position subjective. C'est là un aspect du symptôme comme résistance du côté du patient, à mettre en parallèle avec la volonté de donner la guérison comme résistance du côté du thérapeute.

La psychologie, contrairement à la médecine, a, depuis sa création académique, intégré dans les prérequis de sa pratique la perspective psychanalytique, telle que décrite ci-dessus. Et même si, depuis l'origine, une réelle tension existe entre une psychologie subjective, influencée par la psychanalyse, et une psychologie qui se voudrait exclusivement objective, la première constitue encore aujourd'hui sa colonne vertébrale, sans laquelle celle-ci disparaîtrait à nouveau dans les autres disciplines d'où elle est sortie, la médecine, les neurosciences, la philosophie.

C'est qu'il y a une spécificité de la psychologie qui réside dans la fonction psychothérapique, spécificité qui est bien distincte du soin médical, de la rééducation comportementale et cognitive, de la réassurance morale propre au champ du spirituel, ou encore de la consolation maternante.

Ouverture du désir, ouverture de l'interprétation

La spécificité de la psychologie dans la fonction psychothérapique, c'est la prise en compte du *psychisme*, spécificité héritée de la psychanalyse.

Cette particularité se saisit dans le maintien de l'ouverture du désir et de son interprétation, au sein du psychisme, lequel caractérise l'humain en tant qu'il est devenu, depuis l'invention de la psychanalyse par Freud, l'une de ses composantes essentielles. C'est là sans doute une façon dont on peut également entendre avec Lacan le « désir de l'analyste », qui est le désir qu'il y ait de l'analyse et pas autre chose à la place, comme la psychothérapie par exemple, autrement dit la guérison d'un psychisme supposé malade, ce qui pose tout le problème de ce que peut bien être une définition de la normalité.

Le concept de psychisme, qui est la condition *sine qua non* de la psychologie, a été « inventé », sous la forme moderne qui est la sienne, par Freud au début du XXe siècle. Ce n'est ni « l'esprit » ni l'âme, de l'ancienne triade « âme – corps – esprit », et il ne se réduit pas non plus à la cognition. Il représente l'introduction de *l'inconscient* dans le champ de la réalité humaine, cette troisième blessure narcissique dont Freud dit lui-même être responsable[4].

Dans le champ de la fonction psychothérapique, il est certain que seule la prise en considération du psychisme permet à la psychologie d'offrir autre chose que ne font la médecine, la direction de conscience, la réassurance morale ou la rééducation. La psychologie tient cela directement de la psychanalyse et met en œuvre les acquis de celle-ci au sein de la fonction psychothérapique. Cette dernière ne s'exerce bien, en effet, que comme n'étant qu'une *fonction*, qui rend possible un éventuel effet de guérison, mais n'en programme jamais le déroulement ni la fin : la fonction psychothérapique n'est pas la psychothérapie, elle en est le vecteur, mais du côté du sujet seulement, qui décide lui-même de ce qui est ou non pour lui guérison.

Ainsi, le désir et l'interprétation sont-ils ici convoqués en première place, mais dans une perspective particulière qui est celle du maintien d'une ouverture et non celle d'un acte pouvant être répertorié dans un catalogue des bonnes pratiques. L'essentiel de l'interprétation ne tient certes pas dans l'énoncé d'une explication des paroles du sujet, ni même dans la production de jeux sur les signifiants, mais au contraire dans le fait de parvenir à maintenir ouvert le champ de l'interprétation pour le sujet lui-même. C'est le sujet qui est amené à l'interprétation, laquelle ne lui est jamais fournie toute prête par celui qui l'écoute. Psychologue ou psychanalyste, ce dernier doit tout mettre en œuvre pour que ce champ ne se referme pas. La meilleure solution semble être d'en souligner les moments de surgissement dans le propre discours du sujet et de l'inviter par là à suivre les pistes qu'il ouvre lui-même.

---

4 Voir FREUD S., « Une difficulté de la psychanalyse » (1916), in *Œuvres complètes*, T. XV, Paris : PUF, 1996.

Un homme d'une trentaine d'année ressentait des angoisses importantes, avec idées obsédantes de mort, suite à deux événements marquants : le suicide de la mère d'un collègue et l'effondrement psychique d'un ami proche qui avait fait une grave dépression quelques mois auparavant. Ce patient ne comprenait pas ce qui lui arrivait et rejetait violemment ces pensées maladives tout en ayant peur de s'effondrer à son tour. À la suite de cela, il me dit envisager de retourner travailler dans un pays du centre de l'Afrique, pays qu'il avait beaucoup apprécié et où il avait pu avec plaisir exercer son métier. Il reparla alors de ses idées de mort et des angoisses qu'elles provoquaient. Je lui dis simplement à ce moment : « *vous avez des idées noires* ». Il ne réagit pas ouvertement, mais enchaîna alors sur le fait qu'il hésitait à partir en raison d'une liaison sentimentale qui durait.

Dans la pratique, l'ouverture du désir va de pair avec la possibilité de l'interprétation. Les moments de bascule, lors des cures, correspondent à des articulations d'interprétation à la faveur desquelles le désir est relancé au moment précis où il aurait pu s'arrêter, se figer justement sur une simple construction – explication. Dans le cas de l'analysant ci-dessus, c'est bien la question de l'objet du désir et de son éventuelle fixation sur la personne qu'il fréquente alors qui est en question dans ce qui lui arrive.

La place inversée du désir de soigner

Mais ne peut-on pas être plus précis sur la place du désir dans cette fonction psychothérapique, et plus particulièrement de celui qui nous occupe ici, le « désir de soigner » ?

Dans le champ de la psychanalyse, et de la psychologie qui s'en inspire, il est souvent dit qu'il faut se méfier d'un tel désir, surtout, mais pas seulement, lorsqu'il est revendiqué comme tel, parce qu'il sous-tend inévitablement l'idée qu'au-delà d'une façade de bonnes intentions, on trouve des pulsions agressives plus ou moins bien retournées en leur contraire et susceptibles de s'exprimer à nouveau directement. Néanmoins, il nous faut bien aussi prendre en considération la demande des consultants qui, quant à elle, s'exprime très souvent sur le mode d'une demande de guérison. Que faire alors de cette demande et de ce qu'elle suppose du désir de soigner d'un psychologue ici considéré par le patient comme thérapeute ?

Il est fréquent que les personnes qui viennent en consultation attendent du psychologue une guérison toute faite. Ces personnes se mettent dans une vraie posture de *patient*, autrement dit de quelqu'un qui est censé devoir supporter, subir, souffrir le soin prodigué de l'extérieur par le thérapeute. Elles n'envisagent pas, tout au moins au début, devoir elles-mêmes se mettre au travail, et ce, même si d'autre part, elles ne refusent pas forcément l'idée d'être pour quelque chose dans ce qui leur arrive. Il faut donc exercer sur la dynamique du transfert une torsion progressive qui permette de passer d'une relation d'aide de « moi à moi » à une relation beaucoup plus décalée où soit impliqué le sujet de l'inconscient. On peut ajouter que même les psychothérapies fondées sur la cognition, le conscient, le moi, ou la personne, n'ignorent pas que la participation du patient est indispensable pour que son état s'améliore, si bien que la prise en compte du transfert, même si elle est réfutée et déniée souvent en tant que telle, est toujours la base du travail en psychologie clinique.

Les remarques précédentes indiquent cependant que le désir de soigner ne peut pas être purement et simplement évacué au prétexte de son caractère suspect, imaginaire, ou de son éventuelle dangerosité. Car, qu'on le veuille ou non, il fait bien partie de la fonction psychothérapique, mais il convient de le considérer en quelque sorte à l'envers. En effet, le désir de soigner du psychologue peut être compris comme ce qui lui est supposé par le patient dans le transfert, ce qui implique que soit, en toutes circonstances, maintenu par le praticien, du côté de l'inconscient, un sujet supposé savoir.

Autrement dit, c'est le patient, en tant justement qu'il est souvent d'abord passif, qui suppose chez le praticien un désir de soigner, et plus précisément de le soigner, lui, dans une relation qui est *a priori* une relation de bienveillance. C'est ensuite au praticien d'amener le patient à changer de posture. De passif il doit devenir actif, de patient il doit devenir analysant. Cela s'effectue lorsque le praticien choisit de ne pas seulement s'adresser au moi ou à la personne qui est en face de lui, mais plutôt au sujet de l'inconscient, posé comme *sujet supposé savoir*. Cela signifie qu'en toutes circonstances, ce praticien supposera au sujet auquel il s'adresse la potentialité de savoir ce pourquoi il vient consulter, et de détenir, fût-ce inconsciemment, toutes les clés de son psychisme.

Ce dernier point n'est pas anodin, car il implique que le praticien ne se laissera pas duper par les apparences moïques. Que le sujet soit intellectuellement déficient, délirant, hébéphrène, autiste, muet, psychotique, névrosé, ou pervers, cela ne change rien au fait que l'on s'adresse, depuis une position analytique, non pas à la personne mais au sujet de l'inconscient, qui, lui, n'est ni débile ni mutique, ni malade ni en bonne santé, ni enfant ni adulte, ni homme ni femme.

C'est là une position qui relève d'une pratique, mais aussi d'une éthique, et de cette éthique nous ferons la dernière spécificité psychologique dans la fonction psychothérapique.

Troisième partie :

Formes du transfert et effets de la rencontre

La prise en compte du transfert parental dans le travail psychothérapeutique avec un enfant

PAUTREL Véronique*

Accueillir un enfant dans un espace de soin, c'est aussi accueillir ses parents. Ce sont eux, au mieux, qui formulent la demande de soin, quand ce n'est pas l'école ou un service social. Cette configuration particulière de la demande donne aussi une configuration particulière au transfert qui se trouve diffracté entre les parents et l'enfant. Même lorsque l'enfant est reçu seul, il s'agit bien de ne pas négliger la position transférentielle des parents. Quelle place pour la parole parentale dans l'espace de soin de l'enfant ? Quand un parent s'adresse au thérapeute de son enfant, de quelle place parle-t-il et que lui demande-t-il ? Comment aménager son écoute entre la demande des parents et celle de l'enfant ? Dans le contexte social actuel de mise en conformité des comportements, comment soutenir un espace d'accueil préservé pour le déploiement de la vie psychique de l'enfant ?

Lorsque je rencontre Kevin pour la première fois, il est accompagné de la psychologue qui le suit depuis quelques années, mais qui part à la retraite, et de sa maman. Je suis d'emblée surprise par la dimension très descriptive du discours maternel. Elle me dit ce qu'il aime et n'aime pas, ce qu'il sait faire ou pas, mais

* Docteur en psychologie, psychologue, Centre de santé mentale angevin (CESAME), Sainte-Gemmes-sur-Loire (49).

rien de ce que lui donne à vivre les difficultés de son enfant. Lors de la deuxième rencontre, elle précise néanmoins qu'elle aimerait qu'il montre qu'il s'intéresse aux autres. Lors de ces deux rencontres, il n'est pas évoqué le fait que Kevin « secoue », c'est-à-dire qu'il élit un objet constitué généralement d'une partie molle et d'une partie dure et qu'ensuite il le secoue dans un geste quasiment stéréotypé, geste tout à fait insupportable pour les parents qui cherchent donc à l'interdire à leur fils. Ce geste semble être apparu au démarrage de la scolarité et ce n'est que très longtemps plus tard, après-coup, qu'ils évoquent avoir décidé de ne pas le laisser faire, évaluant que ce geste était préjudiciable à son éveil.

Dès la première séance où il vient seul, Kevin choisit une marionnette représentant un loup comme objet à secouer et s'assure que je n'en dirais rien à son père, ni à sa mère. Tout en secouant, il se met alors à marmonner, à émettre des vocalises incompréhensibles. Kevin tient à préserver son espace et à la séance suivante, alors qu'il est accompagné par son père et sa grand-mère, il leur demande de ne pas monter, alors même que ceux-ci n'en avaient visiblement pas l'intention. Dans mon bureau, je dois lui expliquer tous les bruits qu'il entend car il craint que ce ne soit son père qui monte. De fait, cette crainte n'est pas si délirante car, sur d'autres espaces de soins proposés à Kevin, des professionnels ont pu observer que le père peut guetter par les fenêtres et tenter d'observer si Kevin secoue ou non dans ces espaces.

La voix de Kevin n'est pas la même lorsqu'il s'adresse à moi directement et lorsqu'il est dans une parole détachée de la relation, pour laquelle il n'attend pas de compréhension. Il me demande si son ancienne thérapeute est morte, ou si elle est malade et je lui réponds qu'elle a simplement cessé de travailler. Il me demande alors si nous allons aussi nous quitter. Je lui réponds que oui, mais que nous avons beaucoup de temps devant nous. Dans les séances suivantes, les mots compréhensibles évoquent la peur, l'appel à la mère, les animaux effrayants tels que les araignées, les rats. L'idée de la mère morte est aussi très présente dans les premières séances. Dans son jargon, d'autres mots deviennent compréhensibles, qui évoquent la dimension de la lutte et de la puissance : *verrou de combat*, *maître du monde*, *seigneur du monde, je vais tous les supprimer*. Il semble se donner des ordres : « *Tu veux arrêter ? Non ! Recommence !* » Et il me semble parfois entendre comme une parole parentale, dans son insistance éducative. Un jour qu'il s'allonge sur les chaises mises côte à côte, je lui parle du relâchement, de la détente du corps et il me répond « *Non, non, je ne suis pas une grosse limace* ». La seule fois qu'il dessine, Kevin exprime toutes ses craintes que son père ne voie son dessin. Et lorsque nous descendons à la fin de la séance, les adultes qui l'accompagnent (père, mère ou grand-mère) l'attendent non dans la salle d'attente mais en bas de l'escalier et je ne peux m'empêcher de vivre ce « rapprochement » comme intrusif. Les parents supportent mal que Kevin ne réponde pas immédiatement à mon « bonjour » ou à mon « au revoir ».

Lorsque je propose de rencontrer les parents, quatre mois après le début des rencontres, Kevin refuse que nous allions dans mon bureau, ce à quoi je consens malgré la désapprobation des parents. Nous allons donc dans une salle de réunion et la rencontre est très difficile pour chacun : Kevin est très énervé et fait exactement tout ce que ses parents disent précisément qu'ils ne supportent pas. Ils cherchent une réponse éducative et, par la coercition, à contrôler l'attitude de Kevin, qui leur échappe en permanence. Ils me posent beaucoup de questions sur la façon dont se passent les séances. La curiosité, voire l'énigme que peut représenter un travail psychique pour les parents, me paraît légitime en général, ce pour quoi je ne refuse jamais de les recevoir, sans pour autant répondre sur le contenu des séances. Pourtant, dans cette rencontre, et sans doute avec en moi toutes les craintes entendues de Kevin vis-à-vis de ses parents, je vis comme intrusives et presque abusives toutes ces questions. La séance suivante, Kevin est très énervé et je lui demande si c'est en lien avec la rencontre de la semaine précédente. Il me répond qu'il ne voulait pas. Je lui propose alors que, si je reçois à nouveau ses parents, cela soit sans lui, et il est d'accord. D'une certaine façon, il serait préférable qu'un autre professionnel reçoive les parents, mais ils ne sont pas dans une demande de se mettre au travail pour eux-mêmes, bien que leur souffrance soit au devant dans tout ce qu'ils évoquent des difficultés avec Kevin. Cela passe par Kevin, et cela m'est donc adressé.

Kevin continue tout un temps à me manifester son hostilité suite à cette rencontre : il me tourne le dos, refuse que je le regarde, et me dit de me taire sitôt que j'émets une parole. J'ai l'idée qu'il me donne à vivre ce qu'il éprouve lui-même dans la relation avec ses parents, soit un interdit de subjectivité. Pourtant, ses verbalisations sont plus compréhensibles, il se raconte des histoires qui mettent en scène des personnages tels qu' « *une indienne fantôme* » qui est là pour lui faire peur, « *et c'est horrible* » précise-t-il. Il y a aussi *des soldats de la* « *menacité* », *des coups de massues*, et beaucoup *de masques, des éléphants avec de grandes dents, des défenses, des limaces géantes, baveuses et dégoûtantes, des cannibales*. Parfois, après des cris incompréhensibles, il se défend : *mais c'est pas moi !* Parfois, Kevin passe toute la séance à secouer, et s'il marmonne, il reste strictement incompréhensible. Des jeux de cache-cache avec le regard peuvent parfois amener une détente car le geste de secouer amène une grande crispation du corps et parfois aussi une excitation sexuelle.

Lorsque Kevin tente de parler de son monde interne, c'est avec une certaine tonalité de voix qui évoque la narration, mais aussi les voix des jeux électroniques. Il se raconte des histoires dont ne sont compréhensibles que des mots, parfois des phrases, qui ne semblent pas adressées vraiment, mais qui pourtant livrent l'univers de la vie de Kevin. Un jour, il raconte l'histoire du *roi des froussards*, dans laquelle il y a aussi *un colonel des froussards*. C'est une histoire impossible à suivre, au cours de laquelle se jouent des combats... Lorsque je lui demande ce qu'est un froussard, il me répond que c'est une sorte de puma, et après la séance, prise de doute, je vérifie mais évidemment rien de tel n'existe... D'ailleurs à la fin de cette séance, il annonce que *le roi des froussards* n'existe pas, que c'est un masque, thématique récurrente dans ses histoires. Ses juxtapositions de mots expriment ses contradictions internes, le kaléidoscope de ses images internes. L'univers animal est très présent, avec des envahissements de *rats, de lapins, de blaireaux,* mais aussi *de crocodiles, de chiens ou d'hippopotames...* Petit à petit, pourtant, les regards sont plus nombreux.

Au mois de juin, après un an de rencontre, je propose un nouveau rendez-vous aux parents, sans Kevin. Seul le père vient, il redit leur désir que Kevin ne secoue plus, et à quel point ils vivent comme des provocations les différentes attitudes pour eux insupportables de leur fils. Nous parlons longuement de ce geste de secouer et curieusement, les deux séances suivantes, avant la rupture de l'été, Kevin ne secoue presque pas, il joue avec les Playmobil, entourant leur tête de pâte à modeler, ou se constituant ce qu'il appelle une *collection particulière d'animaux.*

À la rentrée, Kevin revient jouer avec le bateau de pirates et les Playmobil. Ses histoires sont toujours des combats et les alignements de personnages leur donnent l'allure d'une armée de fantômes. C'est tout au moins l'image que ces alignements suscitent en moi. Et pourtant, il arrive un moment où Kevin me paraît si distancié de ce qu'il raconte, comme s'il était son propre personnage, que cela me fait rire et ce rire se communique à Kevin, rire qui construit alors un lien émotionnel. Kevin change alors de registre et raconte des histoires de maman et de bébés, il entre dans le jeu et monte très vite dans mon bureau pour se cacher. Il parle de l'inspecteur Gadget, de sa fille, de son chien et du docteur Bond ! Il y a tout de même de la bagarre !

Et puis les choses se gâtent et dans l'après-coup, il me semble que c'est en lien avec la question de son avenir, c'est-à-dire de son orientation scolaire. Jusqu'à présent, une institutrice très compréhensive lui a permis de suivre une scolarité adaptée mais classique. Kevin parle alors de *lapins crétins*, d'un *scientifique fou*, de *lapins grenouilles qui pleurent*, de *policiers argentés*. Il dit aussi, de façon adressée, qu'il ne veut pas rentrer chez lui. Les personnages qu'il met en histoire se font traiter de *malade mental*, de *grand fou*, et je ne peux me défaire d'entendre là les représentations parentales de cet enfant. Le père lui prédit en effet un avenir à l'hôpital psychiatrique.

J'invite une nouvelle fois les parents pour une rencontre autour de cette question de l'orientation vers un établissement scolaire spécialisé ou non, car cette perspective les met vraiment à mal, ravivant la blessure narcissique que suscite le rapport au monde de Kevin. Les parents viennent à deux rendez-vous différents, pour une question d'organisation qui leur est propre, et Kevin est présent avec sa mère.

Les quatre dernières séances avant l'été sont alors très fermées, les parents attendent la décision de la MDPH et Kevin ne laisse aucune ouverture à la relation. Il secoue, me demande de ne pas le regarder, et de me taire. À la rentrée, Kevin me dit qu'il ne s'est pas arrêté de secouer pendant les vacances, qu'il ne peut pas s'arrêter et que cela le tracasse... Mais à la question « pourquoi ? », il répond qu'il ne sait pas, qu'il ne veut pas...

Aux séances suivantes, les mots compréhensibles dans l'ensemble de ce qu'il raconte sont : *la carapace est dure, tu n'es pas assez fort humain, arrêtez de me dire quoi faire*...et à plusieurs reprises par séances : *arrêtez de me regarder.* Un jour, je lui dis ma sensation que cela se bagarre à l'intérieur de lui, il me répond que je rêve. Il me demande de le laisser parler tout seul, de le laisser rêver en paix, de le laisser tranquille... et dans ses histoires, il raconte : *il est malade ce gosse, c'est un gros robot.* Au fil des séances pendant lesquelles il me demande de me taire, de ne pas faire de bruit, de ne pas le regarder, quelque chose cependant se fissure. Il me dit : « *Vous êtes étrange...* » de façon très adressée. Et puis, il passe du « *Ne me regardez pas !* » à « *Pourquoi tu me regardes comme ça ?* ». Et un autre jour « *Qu'est-ce qu'il y a ?* » « *Je t'aime ! Euh non, je ne t'aime pas !* ». Et encore « *Qu'est-ce qu'il y a à me regarder comme ça ?* ». Sa voix est celle d'un enfant traversé par une question, traversé par l'énigme du désir de l'Autre. Que va-t-il faire de cette énigme ?

L'émergence de cette énigme autour de ce qu'il en est du désir de l'Autre est sans doute en lien avec la perspective d'élaboration pour cette communication qui suscitait une relance de mon propre désir d'analyse, parfois fort malmené par une certaine forme de mise à mort psychique dans laquelle je me sentais prise.

Cette situation clinique pose la pertinence d'un cadre d'accueil différencié pour l'enfant et pour les parents.

Effets subjectivants d'une rencontre

TEINTURIER Claire*

Léa est une fillette psychotique souffrant d'un important retard du développement. Elle a cinq ans lorsque je la rencontre pour la première fois. Elle me fait penser à un pantin désarticulé. Elle ne semble pas habiter son corps. Léa ne prononce que quelques mots qu'elle répète en boucle, de façon écholalique, au milieu d'un jargon incompréhensible. Alors qu'elle était inlassablement occupée à répandre des boîtes de perles laissées à sa disposition dans le bureau, Léa se tourne vers moi, me regarde, et me demande : « *Tu veux quoi ?* ». Je ne vous cache pas ma surprise devant cette question qui articule de façon si poignante ce qui se produit dans le rapport du sujet à l'Autre. Il y a là, pour Léa, un moment où elle émerge de sa propre question. Elle apparaît là, furtivement, en tant que sujet, et elle interroge, pourrait-on dire, la place qu'elle occupe dans l'Autre, l'énigme du désir de l'Autre. La question que pose Léa, c'est de savoir ce que je lui veux. *Che vuoi ?*[1] L'impératif de sa question renvoie irrémédiablement à l'impératif de sa position : Être tout entière livrée à la jouissance de l'Autre. Que veux-tu ? Veux-tu jouir de moi ? Voici ce que semble m'adresser Léa. Et en effet, quel est mon désir d'être là, psychologue dans cette institution, dans la rencontre d'*Un* qui souffre ? Est-ce un désir de soigner

---

* Psychologue, Angers.

1 LACAN J., « Subversion du sujet et dialectique du désir », in *Écrits II*, Paris : Éd. du Seuil, 1971.

qui m'anime ? La tentation est grande, dans ces institutions, de viser la normalisation. Est-on en mesure d'accueillir le sujet dans ce qu'il a de particulier, sans rien attendre en termes de progrès ? Vouloir le bien de l'autre, voici sans doute ce dont il nous faut nous méfier, au risque de voir le sujet confronté à une volonté de jouissance.

« *Tu veux quoi ?* ». Léa reste suspendue à cette question. « *Rien* », est la réponse que je lui fais. J'accuse réception de ce qu'il y a de particulièrement angoissant dans sa position. Je ne veux rien d'elle en tant qu'objet de jouissance. Ce « rien », renvoie à ce que mon désir d'être là avec elle n'est pas causé par une volonté de jouissance. D'une part cela permet de faire « déconsister » la figure de l'Autre jouisseur à laquelle Léa a affaire, actualisée dans le transfert, et d'autre part d'ouvrir la voie à l'émergence possible du Sujet. Ce « rien » barre l'Autre dans sa volonté de jouissance, le laisse manquant, atteint dans sa puissance. Et c'est là, dans cette béance, que peut se loger le sujet, c'est de là qu'il peut émerger. Qu'inaugure ce « rien » ? « On joue alors », me dit Léa. C'est-à-dire un espace où le jeu peut se déployer et à partir duquel le « je » commence à se constituer. Que nous apprend Léa dans ce moment inaugural ? Le sujet s'origine du lieu de l'Autre. Il s'appréhende d'abord comme objet de l'Autre, avant d'advenir comme sujet. Et c'est précisément de pouvoir repérer cela dans l'espace du transfert, que quelque chose peut véritablement opérer pour le sujet. Qu'un Autre – qui ne soit pas un Autre jouisseur – dans cet espace-là, reconnaisse au sujet sa possible émergence, n'est pas sans effet.

J'aimerais évoquer plus avant ce à quoi le cas de Léa nous éveille, quant à ce qui opère dans la cure, à partir de ce que l'on peut repérer dans le transfert, avec le cas de Jean. Lorsque je rencontre Jean, il est âgé de six ans. Il est suivi à l'hôpital de jour depuis trois ans. Le diagnostic évoque des « troubles de la personnalité et du comportement ». Jean est un enfant psychotique qui vit seul avec sa mère, Mme M. Il n'a jamais connu son père, qui est mort lorsque Jean était petit, et qui, selon la mère de Jean, ne désirait pas l'arrivée de cet enfant. Mme M ne travaille plus depuis qu'elle a fait une « dépression » il y a plusieurs années. Il apparaît très vite que ce terme recouvre des troubles psychiatriques relativement importants, l'amenant à être hospitalisée régulièrement. Jean est alors confié à ses grands-parents maternels.

Ce qui se fait jour très rapidement, dans le discours de Mme M, c'est la place très particulière qu'occupe Jean pour elle. « *C'est mon petit, nous sommes très proches, nous avons des rapports fusionnels, je suis une mère poule. Je ne peux pas me séparer de lui, c'est comme si on m'arrachait une partie de mon propre corps* ». Et il apparaît très vite, en effet, que Mme M est totalement incapable de « lâcher » son fils, ni même d'interroger ce lien : elle le fait manger, l'habille, l'accompagne aux toilettes, le harcèle littéralement à propos des apprentissages scolaires dans lesquels il refuse d'entrer. Quelque chose est fondamentalement en défaut, qui ne permet pas à Jean d'advenir comme sujet, de se séparer de l'Autre dont il est une partie, un objet. Et c'est là tout l'enjeu du travail avec Jean : qu'il puisse occuper une position subjective, une place où il n'est *pas-tout* identifié, représenté dans le discours de l'Autre maternel.

Mais voyons ce que nous apprend Jean de ce à quoi il est confronté. Lorsque je commence à rencontrer Jean, je suis frappée par plusieurs choses : c'est un petit garçon logorrhéique, qui semble entretenir avec le langage un rapport particulier : il s'exprime parfois dans un langage très châtié, d'une voix qui semble n'être pas la sienne. On repère de nombreux néologismes et des expressions qui ne sont pas les siennes. C'est comme si l'Autre parlait parfois à sa place, comme si, de sa bouche sortait un discours dans lequel il n'était pas représenté en tant que sujet, comme s'il n'était pas auteur de sa parole.

Jean évoque également « un bonhomme invisible » qu'il peut voir et qui le jette par terre. Un réel auquel il est confronté et dont il ne peut qu'affirmer l'existence. « Ça » s'empare de lui, et c'est également ce dont viennent témoigner les mises en scènes d'accidents et de chutes dont il est question pendant plusieurs semaines. Comment ne pas entendre, dans ces répétitions incessantes la prégnance de la pulsion de mort, la jouissance mortifère à laquelle il est soumis. Cependant, ces accidents ne se terminent jamais de façon dramatique. Il a toujours une invention lui permettant d'être sauvé. Toujours sauvé, mais toujours menacé ; la capacité du sujet à être préservée de la jouissance de l'Autre, si elle existe, reste fragile. Quelle place m'accorde-t-il dans ses mises en scène ? À quel Autre Jean a-t-il affaire, actualisé dans le transfert ? Bien souvent, il me fait jouer le rôle de celui qui sauve, mais arrive trop tard. C'est à un Autre symbolique défaillant que le sujet est confronté, impuissant à le garantir contre l'anéantissement. Il ne m'est pas possible d'interroger ces répétitions incessantes, le caractère mortifère de ses constructions, sans risquer de le confronter à sa propre disparition, *aphanisis*[2] du sujet, inhérente à son aliénation au champ de l'Autre. Présent mais pas trop. C'est la condition pour que quelque chose de l'ordre d'une invention subjective se produise.

Jean a alors une invention, un jeu auquel il m'associe et où, pour la première fois il n'est pas question de destruction ni d'accidents. Nous construisons une maison en Lego, et incarnons des personnages, matérialisés par nos doigts.

Jean sonne à la porte. J'ouvre.

Jean : – « *Bonjour !*
Claire T. : – *Qui êtes-vous ?*
J. : – *Monsieur*
Claire T. : – *Monsieur qui ?*
J. : – *Monsieur M.* »

S'ensuit un silence et une expression de sidération se lit alors sur son visage. Il poursuit ainsi : « *Tiens, mais c'est moi ! C'est pas facile de jouer à ça, mais c'est pas mal. Ça fait longtemps que je vois plus Marine* (une infirmière qui a quitté le service). *J'ai pas vu le trou, c'est pas malin mais cette fois je suis pas tombé dedans.* »

Quelque chose se produit de l'ordre d'une division subjective pour Jean. Il s'entend prononcer son patronyme et cela l'arrête. Comme s'il était là et ne le savait pas. Il peut à ce moment se penser autre que ce qu'il est. Quelque chose se noue autour du nom, dans le transfert, à partir d'une question soutenue au champ de l'Autre, une question qui touche à l'être même du sujet. Quelque chose

2 LACAN J., *Les quatre concepts fondamentaux* (1973), Paris : Éd. du Seuil, p. 194.

commence à se structurer et à se penser en termes d'absence sur le plan symbolique, et non plus de béance réelle.

> Jean poursuit ainsi : – « *Je vous apporte des choses que vous n'avez pas. C'est pour votre enfant. On dirait qu'il aurait pas de chambre.*
> Claire T. : – *C'est embêtant.*
> J. : – *C'est pas grave. Nous, notre enfant dort avec nous. Maman me laisse dormir avec elle. Elle dit qu'on a le droit et elle m'a dit aussi d'emmener ces petits jouets.*
> Claire T. : – *Ce n'est pas possible.*
> J. : – *Alors pourquoi elle a dit ça ?* »

C'est à un Autre manquant que Jean adresse ce qui apparaît comme problématique dans sa position. À savoir que quelque chose de l'ordre du non séparé, non marqué par la castration demeure, au niveau même du rapport du sujet au langage. Et c'est dans le transfert que s'opère cette séparation dans l'émergence de l'énigme du désir de l'Autre. « *Il me dit ça, mais qu'est-ce qu'il veut ?* »[3]. Ce manque dans l'Autre vient recouvrir le manque premier qui est celui de la disparition du sujet, la mort entrevue. Face à la béance, au trou, Jean ne pouvait qu'être englouti *réellement*. Le *Che vuoi ?* inaugure la possibilité d'une perte d'être et introduit la fonction de *l'objet a*.

Jean ne se sépare jamais d'un tas de petits objets qu'il emporte partout avec lui. Cet objet a, cause du désir, il l'a toujours avec lui, il l'*est* en quelque sorte. Pourtant, un jour il me fait remarquer qu'il n'a rien emmené avec lui. Dans cette période, Jean arrive avec une petite lettre dans une enveloppe qu'il a fabriquée. « *Une lettre pour toi. C'est ton copain le car : désolé, je pars en vacances mais je reviens te voir et après je suis mort* ». « *Tu reviens me chercher quand ?* ». « *Écris : Jean part du bureau* ». Alors que je le raccompagne à l'hôpital de jour, il se cache derrière la porte et me demande : « *Dis-moi s'il y a personne* ». Autant de propos qui témoignent de la mise en question par Jean de

---

3 LACAN J., *ibid.*

l'articulation signifiante première, *présence-absence* dont le jeu du *fort-da*[4] apparaît comme l'archétype. La présence ne se conçoit que sur fond d'absence, sans quoi le sujet est laissé face à la toute-présence de l'Autre. Ce *je suis mort* renvoie à ce qui disparaît du sujet dans le procès d'aliénation du sujet au langage. Jean commence alors à dessiner, à laisser une trace. La trace du sujet. Il dessine sa mère, la barre, puis un petit garçon qui a perdu son ballon, perte bien vite réparée par un père qui, pour la première fois n'apparaît pas défaillant. La question de la séparation et de la perte trouve maintenant à s'écrire.

C'est par un élément symbolique inscrit dans le réel de la lettre, adressée à l'Autre que Jean tente de nouer ce qui n'a pu l'être. Ce n'est pas dans la réalité que se traite cette question de la séparation. Mme M dit bien l'impossible que cela recouvre pour elle, Jean témoigne quant à lui de sa difficile inscription symbolique et de ce qui échoue dans cette opération : se séparer, c'est risquer d'être identifié à ce qui chute, reste du côté du réel. Dès lors, le travail avec Jean consiste à occuper dans le transfert, *réellement*, la place d'un Autre capable de soutenir le sujet dans sa prise de parole. Je soutiens éminemment les questions de Jean comme autant d'énigmes sur sa place en tant que sujet, pris de façon bien singulière dans le désir de l'Autre. « *Pourquoi elle a dit ça ?* », « *pourquoi elle est folle maman ?* ». J'accuse réception de ce qu'ont de fondamentales ces interrogations subjectives.

Je reçois Jean et sa mère. Il se montre injurieux à mon endroit – fait nouveau. J'arrête Mme M lorsqu'elle veut le reprendre. Et devant sa mère, restée sans voix, Jean déclare qu'elle a les oreilles bouchées, ne comprend rien, et qu'il veut qu'elle le lâche. Je soutiens sa prise de parole : « *Eh oui ! Tu as une maman qui ne comprend rien* ». Après cet entretien, Jean pourra revenir sur la difficile séparation d'avec sa mère. « *Mais on s'aime. On veut pas se séparer !* ». Il ne s'agit pas ici d'incarner la terrible figure de ce qui menace de l'arracher à sa mère. Je lui parle alors de la nécessité de se séparer pour grandir et de ce que cela comporte comme difficultés

4 FREUD S., « Au-delà du principe de plaisir », in *Essais de psychanalyse*, Paris : Éd. Payot, 1972.

pour sa mère. « *J'allais te le dire qu'il faut que maman m'aide à grandir, mais c'est là le problème* ». Le médecin propose une hospitalisation pour travailler la séparation. « *C'est parce que maman croit que je suis malade* ». Jean ne témoigne-t-il pas dans ce *maman croit* qu'il n'est plus *tout* identifié au discours maternel ? Apparaît alors la colère à l'endroit de sa mère. Trahison de l'Autre qui avait promis que jamais ils ne seraient séparés.

Jean ne reste pas suspendu à cette colère. « *Je vais faire une nouvelle histoire, une invention de moi* ». Dès lors, Jean aborde la question de l'agitation, de ce qui le rend fou. Il parle alors d'*endicament*, néologisme qui apparaît comme une tentative de localisation et de traitement de la jouissance, de ce qui le déborde. Mais cette mise en question a pour préalable la mise au travail, dans le transfert, de la séparation, c'est-à-dire de son advenue en tant que sujet. Les scénarii catastrophes et les hallucinations ont quasiment disparu. L'impression qu'il n'est pas auteur de sa parole s'est dissipée. S'il est plus apaisé aujourd'hui, sujet pris dans la chaîne signifiante, dans un nouage très singulier, il n'en demeure pas moins un *reste*. Réel impensable qu'il tente de cerner en l'adressant dans le transfert. Et c'est sans doute cela, soigner, pour la psychanalyse : offrir au sujet un espace où il puisse déployer sa question, car c'est dans le transfert précisément que l'invention subjective prend toute sa dimension.

Quatrième partie :

Désir du soignant et traitement du sujet

Un sujet entre deux greffes : de l'organe à la parole

Anne-Sophie DELALEU*

Psychologue au sein d'une équipe de psychiatrie de liaison sur un petit hôpital local du département de la Sarthe, j'ai à recevoir, avec mes collègues, une demande de consultation de l'équipe médicale de l'établissement, pour un patient dont elle ne parvient plus à envisager la prise en charge.

Ce patient, un homme d'une soixantaine d'années, connaît un vécu d'hospitalisation long, après une double transplantation rénale et hépatique. Alors que son état le permet à présent sur le plan somatique, « il ne veut pas rentrer chez lui » et présente des signes inquiétants de repli tel que mutisme, clinophilie, perte d'appétit. Quelques paroles lui échappent pourtant parfois, collectées par quelques soignants au moment des soins – « il pense qu'il va bientôt mourir… que c'est pas possible tout ça… », amenant l'équipe médicale à supposer qu'un autre destin peut lui être réservé.

C'est de l'offre de parole que je lui propose – et dont il va se saisir – que je souhaiterais traiter, et de son corollaire, la guérison actuelle du sujet.

---

* Psychologue, Centre de santé mentale angevin (CESAME), Pôle 4, Sainte-Gemmes-sur-Loire (49).

Cette prise en charge s'est déroulée sur huit mois. J'ai rencontré Monsieur P de façon hebdomadaire lors de son hospitalisation, puis à la quinzaine dans le cadre de la consultation externe. Retraité déjà depuis quelques années, marié, M. P est père de deux fils d'âge adulte, et grand-père de trois petits-enfants qu'il connaît à peine en raison d'un conflit avec ses brus qui, dit-il, le « désavouent » et « refusent catégoriquement » que M. P puisse établir un lien avec ses petits-enfants. Les fils semblent par contre maintenir le contact avec leur mère, femme présentant une hémiplégie depuis une vingtaine d'années, suite à un AVC, et nécessitant une assistance quotidienne du fait de cette invalidité.

Plusieurs temps peuvent se repérer au fil des rendez-vous.

D'abord, lors des premiers entretiens, très déprimé, M. P me fait part de sa crainte d'une mort prochaine. Il dit : « *Je rêve de mes parents... Quand on est proche de la fin, on revit tout... J'étais heureux avec mes parents...* ». Il dit aussi « *C'est pas possible tout ça...* », que j'interroge pour lui par un « *de vivre encore ?* » Il acquiesce. La greffe le fait vivant, au-delà de l'imaginable, au-delà du soutenable pour lui. Ne fait-il pas signe de l'énigme que constitue pour lui son rétablissement ?

Puis, je note très rapidement une évolution sensible de la nature des entretiens. Se saisissant de la parole, profitant du transfert, M. P vient à s'exprimer de manière plus vive, en m'adressant un « *je souffre, Madame, je ne veux plus vivre...* ». Tout à suivre, il dit sa douleur d'avoir les organes d'un autre – « *que voulez-vous que je fasse... de savoir que j'urine chaque matin grâce à quelqu'un d'autre...* » – et qui plus est, d'une femme, d'une jeune femme ; à cet égard, il dit très clairement qu'il n'est pas intéressé pour savoir de quoi elle est décédée mais cherche à en savoir plus sur elle, sur sa vie, comme s'il pouvait compter – ou craindre ! – une transfusion de la personnalité ou du caractère de la jeune femme. Il ajoute encore, pour me renseigner sur son état : « *c'est difficile à supporter, vous savez... j'ai 45 comprimés à prendre chaque matin... 45 ! Vous vous rendez compte...* ». Il me semble alors qu'il interroge quelque chose qui tient au sens que revêt son existence, à présent, dans de telles conditions.

Du temps 1 au temps 2, il me semble qu'il passe du hors-sens que constitue pour lui son état à une tentative de subjectivation pour s'approprier ce nouveau corps.

Après ce temps de parole reprise, où M. P fait état du traitement outrageant, de l'abaissement, du déshonneur dont il est l'objet, il m'adresse une demande qui se maintiendra longtemps, qui mérite aussitôt considération pour moi quant à la velléité d'un passage à l'acte suicidaire, celle de savoir si je lui ai « amené la carabine » car il veut, dit-il, « en finir... [il me l'a] déjà dit... ». Ceci m'évoque le registre d'une pathologie mélancolique... où il est question de l'indignité, sur le plan moral, pour ce patient ainsi traité par la médecine.

Assidu aux entretiens, prenant appui sur le lien transférentiel, il poursuit son questionnement, m'invitant à une clinique « du détour » : il vient à parler de son enfance, de sa vie au travail, des efforts consacrés à assurer un peu plus d'aisance sur le plan matériel pour sa famille (vacances, études supérieures pour ses fils). Celle-ci lui reproche de n'avoir pas été souvent présent à la maison (activité salariée de week-end). M. P évoque sa consommation d'alcool importante, semblant, là, dans une recherche de responsabilité quant à ce qui pourrait le faire coupable. À ce sujet, Lacan corrèle l'existence à la faute. Il évoque le fait que toute chose, pour exister, doit être lavée de la faute[1].

M. P apparaît un jour dans une demande de guérison. Il m'interroge : « *Est-ce que je vais m'en sortir ? ... Est-ce que je vais m'en sortir de ce tunnel ?* ».

À cet instant, alors qu'il s'exprime aussi sur l'absence de communication avec son épouse, j'interviens pour l'encourager à sortir de son isolement, à rejoindre une association de boulistes, de joueurs de cartes ou de dames, pour faire de nouvelles connaissances. Je poursuis et, répertoriant les possibilités de lien social sur ce canton du nord de la Sarthe, je lui demande s'il est croyant, s'il peut demander une audience auprès du prêtre de la paroisse – très active, m'avait-on dit – pour parler de ce qui lui arrive. Ce faisant, je cherche

1 LACAN J., « Remarques sur le rapport de Daniel Lagache » in *Écrits*, Paris, Éd. du Seuil, 1966, p. 666.

à restaurer la dimension du discours chez ce patient, à soutenir le registre de la parole qui se présentait comme singulièrement effondré au tout début de nos rencontres.

M. P est très attentif à mes propositions et me répond qu'il est « plutôt croyant ...mais pas pratiquant ». En tout cas, il affirme avoir reçu une éducation religieuse. Il est intéressé par ce que je lui désigne de cette palette de nouveaux signifiants à sa disposition.

Comme à rencontrer l'Autre, le narcissisme de ce patient ne demande qu'à renaître ! La rencontre de M. P avec le prêtre donne lieu à la production d'un rêve où il « franchit un tunnel », où, là où c'était bouché, une voie s'ouvre. M. P ne peut pas dire sur quoi cela débouche, mais, c'est vers un espoir retrouvé. « Une pierre est roulée... ». En se référant à la métaphore évangélique, M. P renoue avec ses signifiants-maîtres. De plus, la question de l'identité de la donatrice d'organe redevient actuelle et trouve une solution. Le patient se dit à présent accompagné de l'image de la Vierge « sur son piédestal, qui [le] regarde de façon bienveillante ». De façon bienveillante... comme pour y trouver quelque chose de l'acquiescement de la jeune femme pour le don de ses organes ? Cette image le soulage du registre de la faute et de l'innommable.

Enfin, M. P vient à évoquer, en sujet endeuillé, ce qu'il a vraiment perdu : le regard, l'intérêt, l'amour de sa maîtresse, qui, énonce-t-il, l'a quitté le mois même de son intervention... Il manifeste longuement la perte narcissique ressentie : « [Cette] femme, belle, toujours impeccable... ouvrière, travailleuse... », moi-idéal, à partir duquel il pouvait lui-même s'appréhender ?

Autisme et formes du transfert

Virginie MARTIN-LAVAUD*

La rencontre avec l'enfant autiste dépourvu de langage est souvent un moment étonnant car à la place du langage parlé, les émotions et le corps imposent leur présence. Le corps, dans le travail avec l'enfant autiste occupe de fait une place non habituelle dans l'intervention clinique du psychologue en position d'analyste ; une place qui pour autant n'évacue pas le langage bien au contraire, puisque l'analyste se voit au départ obligé d'interpréter, c'est-à-dire de proposer une juste mise en mots, de ce qu'il voit de la position d'un autre figé dans le retrait. Dès lors l'un des premiers objectifs pour l'analyste consiste à entendre une parole que le sujet n'énonce pas en tant que telle mais qui est là pourtant bien réelle : une parole soutenue à la fois par le désir de l'analyste d'en apprendre quelque chose sur l'enfant et par celui de ses parents dans l'attente d'un changement dont ils ignorent également quelle en sera la forme. Lorsqu'un tel nouage est en acte, le transfert est déjà là. Les propos ci-après visent précisément à développer comment et pourquoi un enfant autiste peut tirer bénéfice d'une

* Psychologue en milieu scolaire, Docteur en psychopathologie, membre du Centre de Recherche de l'Institut de Psychologie et Sociologie appliquées (CERIPSA) de l'Université Catholique de l'Ouest (UCO), Angers, France.

thérapie construite à partir des fondements théoriques psychanalytiques.

L'autisme, au-delà de toutes les recherches étiologiques actuelles, se caractérise par un repli sur soi pathologique, qui peut survenir très tôt dans la vie de l'enfant à l'insu des parents ou du médecin de famille. C'est souvent vers dix-huit mois, parce que le langage ne s'installe pas ou que l'enfant ne regarde pas ses proches de façon adaptée, que les parents des enfants présentant des troubles autistiques s'inquiètent et consultent psychologues ou psychiatres. Au cours du premier entretien avec les parents, ces derniers décrivent dans l'après-coup des signes cliniques qu'ils interprètent comme étant les prémices du repli. Ils mentionnent ainsi fréquemment que leur enfant bébé était très calme, non demandeur, pouvant rester assis dans un endroit de la pièce en manipulant un jouet fort longtemps. Lorsqu'on les invite à préciser leurs observations, ils évoquent aussi des difficultés de nourrissage, ce dernier ne mangeant que telle sorte d'aliments sous forme mixée à un âge avancé par exemple, ainsi que des difficultés d'endormissement : l'enfant se berçant en se tapant la tête ou en marmonnant incessamment.

Actuellement, la prise en charge des enfants à troubles autistiques est de plus en plus globale (médicale, éducative, pédagogique, psychologique), ce qui pour les parents est rassurant et enveloppant. C'est ce que Pierre Delion appelle la constellation transférentielle[1] : une équipe de professionnels à des places différentes qui tous concourent à l'accueil et à la prise en charge de l'enfant et indirectement de ses parents. Il est de fait essentiel pour que l'enfant sorte de son repli, que ses parents soient accueillis par le clinicien qui prendra en charge leur enfant en soin psychique car c'est à partir de la demande d'aide des parents que peut se nouer une relation de confiance qui aboutisse à une prise en charge à l'écoute de l'enfant.

1 DELION Pierre, *Séminaire sur l'autisme et la psychose infantile*, Ramonville Saint-Agne : Éd. Érès, 2009.

Le cadre transférentiel avec l'enfant autiste : un temps au départ rarement à deux, destiné pourtant à construire ce deux

Pour entreprendre un travail clinique opérant avec l'enfant autiste, il faut donc se donner le temps d'accueillir ses parents ; proposer plusieurs séances à quatre ou à trois afin de laisser le temps à l'enfant de se sentir autorisé à se regarder lui-même. Ainsi Hugo vint consulter peu de temps après son entrée à l'école dès l'âge de trois ans. Sa maîtresse avait très rapidement noté ses rigidités, ses difficultés à être avec les autres, à accepter de répondre à ses exigences. Scolarisé en petite section, il avait, pour venir à l'école, développé tout un rituel qui consistait à toucher les murs avec sa main et à mettre tous les jours ses pas sur les mêmes pierres. En classe, il n'acceptait de jouer qu'avec ses voitures et hurlait lorsqu'il fallait changer d'activité. Dans les temps collectifs de langage, il regardait la lumière du plafond assis sur son banc à côté des autres et marmonnait en se masturbant. Il ne se rassurait que lorsqu'il était devant une feuille. Sur ce support, il pouvait écrire des lettres. Enfin, à l'accueil en classe, il ne réussissait pas à reconnaître sa photo. Au terme de la matinée lorsqu'il apercevait sa maman venant le chercher pour le déjeuner, il se mettait à crier et pleurer.

Avec l'accord de ses deux parents, nous avons établi que je lui proposerais un temps de thérapie une fois par semaine d'une demi-heure, à jour et horaire fixes, et convenu que s'il n'y avait pas d'évolution significative au bout de six mois, je leur donnerais les coordonnées de l'hôpital. Les parents d'Hugo acceptèrent ce cadre et leur fils vint régulièrement conduit par sa maman.

Les séances se déroulaient au départ à trois : Hugo, sa mère et moi. Or de ce trois, Hugo fit quelque chose d'étonnant. Il choisit en effet de s'installer non pas face à moi, à côté de sa maman, mais sur mes genoux face à sa mère. Il fit ce choix pendant plusieurs séances à l'étonnement réitéré de moi-même et de sa mère. Assis sur mes genoux comme un petit ne pouvant tenir seul, il était là sur moi qui lui parlais ou qui m'adressais à sa maman à son sujet.

Ce dispositif, digne d'une mise en scène optique de l'objet[2], qui permit à Hugo de « m'utiliser » comme support de la mise en mots de son existence pour sa mère, eut des effets de transfert très positifs. À partir de cette place sur mes genoux, il se mit à voir sa mère et le regard de cette dernière le fit *ex-sister* sur un plan imaginaire comme s'il « savait » que « l'être humain ne voit sa forme réalisée, totale, le mirage de lui-même, que hors de lui-même »[3]. C'est en effet à partir de cette position d'extériorité symbolique qu'il commence à *ex-sister* pour l'autre, à être son objet. Or ici, j'étais justement cet Autre qui donnait forme symbolique à l'objet « enfant » en parlant de lui à sa mère. Ce jeu de places créa un espace de parole où je pus à la fois accueillir sa maman et lui, fils de sa mère. En parlant tour à tour à l'un et en faisant *ex-sister* l'autre pour l'autre, j'étais un Autre qui donnait consistance à l'imaginaire du maternel pour chacun et qui fixait des bornes et tissait des liens là où quelque chose avait été défaillant jusqu'alors pour qu'Hugo *ex-siste* en tant que sujet de sa parole.

Une fois ce temps passé à construire le sens du deux, le sens du lien à l'autre maternel, le travail clinique avec Hugo tout seul put véritablement commencer. Il accepta de laisser sa maman dans la salle d'attente et de venir avec moi. Sous un angle nouveau se posa la question de ma place dans le transfert : à quelle place étais-je maintenant pour lui ? Un objet maternel ? Certainement davantage qu'un autre sachant.

La construction du maternel : un enjeu psychique essentiel pour donner consistance à l'Autre du langage

Parce que l'enfant humain naît dans un état d'inachèvement psychique et moteur, le maternel tient une place importante dans son développement. Ici, nous entendons par maternel l'ensemble des soins que reçoit le bébé du fait de sa dépendance totale à l'autre : soins physiques (nourrissage, propreté,

---

2 LACAN Jacques, *Les Écrits techniques de Freud*, Séminaire I, Paris : Éd. du Seuil, 1975, pp. 87-163.
3 *Ibid.*, p. 161.

enveloppement) et soins psychiques (adresse verbale, attention affective). Or, l'observation clinique des enfants qui souffrent de troubles autistiques montre que le lien psychique au maternel, pour des raisons fort variées, est souvent perturbé.

C'est pourquoi dans le transfert avec les enfants présentant des troubles de la relation de nature autistique, la place de l'analyste consiste bien souvent à produire une parole maternelle au lieu de l'Autre, c'est-à-dire une parole suffisamment rassurante pour que l'enfant replié sur lui accepte de s'y aliéner. Or, pour l'aider à prendre ce risque, il est nécessaire de lui proposer de penser l'absence, c'est-à-dire de créer les conditions transférentielles lui permettant de prendre le risque d'élaborer une hallucination de l'objet sans qu'il disparaisse lui-même[4].

Maxime, un enfant avec lequel un travail psychothérapique s'est engagé lorsqu'il avait deux ans et demi en raison de troubles autistiques importants, n'exprima de l'intérêt pour les mots que le jour où, après un an et demi de suivi, je pris l'initiative de téléphoner chez lui pour signaler mon impossibilité à assumer notre rendez-vous hebdomadaire. Ce jour où j'ai appelé ses parents pour le prévenir de mon absence, je m'adressai d'abord à sa maman, puis je demandai à parler à Maxime en personne afin de lui dire moi-même, mon impossibilité à être présente. Il prit le combiné et je l'entendis produire quelques sons en réponse à mon annonce que je conclus en lui disant « au revoir » et en mentionnant notre rendez-vous suivant.

Cet appel pour signaler mon absence eut sur le cours de la thérapie un effet extraordinaire. Il me le signifia en rejouant notre conversation lors d'une séance : il parlait en jargonnant dans le combiné et je lui répondais comme s'il n'était pas physiquement présent à côté de moi. Peu de temps après ce jeu, il commença à prononcer ces premiers mots en appelant son papa « maman » et sa maman « papa ». Dans l'après-coup, s'inscrivait le fait que cela avait été son mode d'interrogation des places de chacun et du sens

4 Sur cette question, se référer au texte de Freud sur le fort/da, in *Au-delà du principe de plaisir*, chapitre 2, in *Essais de psychanalyse*, Paris : Éd. Payot, 1981, p. 51.

du maternel. Ce temps du verbe, qui de l'extérieur semblait confus, était pour lui le temps de l'aliénation. Six mois plus tard, il rétablit de lui-même la nomination de chacun de ses parents et s'engagea dans une parole parce qu'il avait psychiquement accepté de s'aliéner à l'Autre pour sortir de son isolement. À partir de ce moment, il se mit à parler de lui à la troisième personne.

Ce qu'il faut conclure de cette expérience est que si l'absence de parole perturbe la définition de l'humain, il faut paradoxalement pour soigner l'enfant autiste, s'adresser verbalement à lui pour supporter à sa place la part imaginaire d'être parlant qui lui fait défaut. Dans le transfert, c'est là une des positions de l'analyste avec les enfants autistes : être cet Autre qui propose une consistance imaginaire à l'autre maternel.

Lorsque progressivement les enfants autistes reconnaissent l'existence de l'Autre et surtout acceptent inconsciemment de s'y aliéner, il est intéressant de constater que pour autant, la question de leur position dans l'existence, et donc de leur vécu imaginaire, n'est pas résolue. Ceci s'observe notamment dans la manière dont ils se saisissent du langage. Au départ, leur adresse verbale est souvent dénouée d'affects, plus informative qu'émotionnelle, comme si l'autre n'avait pas encore d'image, n'était pas encore construit. Cette remarque explique d'ailleurs pourquoi, lorsque les enfants ayant vécu dans un repli autistique commencent à parler, ils traitent davantage les mots comme des signes que comme des signifiants. La raison en est due au fait que le mot pris comme signe permet de maintenir l'immuabilité des choses du monde dont les personnes autistes ont besoin pour se rassurer. Les signes en effet parlent en soi. Ils représentent toujours quelque chose pour quelqu'un. Leur limite tient cependant au fait que le statut de ce qu'ils représentent, s'il n'évolue pas vers l'adresse à un autre identifié, n'est en rien psychiquement constructif[5].

5 « Les signes sont plurivalents : ils représentent sans doute quelque chose pour quelqu'un ; mais ce quelqu'un, son statut est incertain, de même que celui du langage prétendu de certains animaux, langage de signes qui n'admet pas la métaphore, ni n'engendre la métonymie. Ce quelqu'un à la limite, ce peut être l'univers en tant qu'il y circule de l'information ». Jacques LACAN, « Position de l'inconscient », in *Écrits*, Paris : Éd. du Seuil, 1966, p. 840.

Pour soutenir le passage du signe au signifiant, l'un des indices cliniques à repérer est, à ce temps de la dynamique transférentielle, la capacité à se séparer.

Se séparer pour *ex-sister*, un indice clinique de l'autonomie psychique

Si l'aliénation est la marque de la reconnaissance de l'Autre, trésor des signifiants, la séparation pose la question du rapport à l'objet. Lorsque Hugo commença à parler de lui à la troisième personne, accepta d'utiliser les mots « à toi », « à moi » lors de jeux de règles dont il était friand, il avait déjà fait un remarquable parcours. Sa construction de l'image de lui-même était en bonne voie. Il parvenait à se reconnaître sur une photo et à se dessiner. Il acceptait de varier son alimentation à l'extérieur de chez lui pour découvrir des aliments, des goûts et des textures inconnus. Pour autant, le travail thérapeutique n'était pas achevé car la fin des séances lui posait problème. Il ne voulait jamais partir et ne parvenait pas à se séparer sans angoisse. Ce temps de la séparation, qui était pour lui problématique, révélait que d'une certaine manière en acceptant de s'aliéner au langage s'ouvrait à lui la possibilité de construire un lien à l'objet. Or cet objet semblait, face à la tonalité souvent excessive de ces réactions, ne pas avoir de consistance précise et rassurante. C'est ce qu'il exprimait en fin de séance où, au lieu de dire « au revoir », il s'allongeait de tout son long par terre comme s'il voulait rester là à dormir pour ne pas avoir à partir. Cette difficulté mettait l'accent à la fois sur la permanence de la présence de l'objet et sur l'enjeu de sa perte.

Dans le même temps, il introduisit la question de la mort et la question de la sexuation en affirmant à sa mère qu'il était une fille, obligeant évidemment cette dernière à corriger ses dires et à soutenir que non « il n'était pas comme ses sœurs » et qu'il n'était pas mort.

Finalement, à ce temps du travail, ses réactions et ses dires ne cessaient de « tirailler » l'objet du côté de sa permanence et de sa nature, comme s'il était à mi-chemin de sa naissance psychique, envahi par la nostalgie d'un temps perdu où il possédait l'objet primordial sans exister lui, Hugo. C'est en s'aliénant au langage et en se confrontant à la séparation qu'il découvrait qu*'ex-sister* consiste à perdre. Or, accepter de perdre son objet pour en trouver fantasmatiquement un autre est le point d'entrée dans la névrose. Ici se posait donc pour Hugo, la question de l'entrée dans la structure : en prenant le risque de s'aliéner au langage, il semblait percevoir le choix qui lui restait à faire : être en soi ou être le garçon de ses parents.

Topique d'une petite fille atope

Guillaume MIANT*

Là où de l'inquiétant, du bizarre, voire de l'abject se trouvent suscités par le sujet autiste, le clinicien est enclin au refoulement, à l'isolation, à l'annulation, sinon au recul ou à l'acte défensif. Pourtant, par ses initiatives, son jargon, ses comportements, souvent étonnants, l'autiste rend compte tant de l'impossible, de l'insupportable avec lequel il reste aux prises, que des solutions qu'il cherche à mettre en place pour y remédier, à condition de « croire » au symptôme, c'est-à-dire de ne pas le considérer comme l'expression d'un déficit foncier ou d'une lésion cachée, et de se laisser guider puis enseigner par le sujet, apprenti auto-thérapeute à l'occasion. De cette rencontre du réel par et avec le sujet autiste, une thérapeutique peut émerger... ou plutôt être soutenue, car déjà là, du moins accompagnée, par le clinicien attentif. Alors, désir de soigner ? Désir de se soigner ? Ce désir de soigner ne serait-il pas, en premier lieu, du côté du sujet souffrant ?

« Atope » : voici l'étrange suite de sons que je crois capter de la part de Lucie, petite fille autiste de trois ans et demi, au cours des premiers temps où je suis en sa présence. Ce « mot » acquiert-il la portée d'un adjectif propre à désigner l'absence de lieu, en combinant un « a- » privatif au « *topos* » grec (« région, lieu ») ?

---

* Psychologue clinicien en pédopsychiatrie à Laval et à Château-Gontier.

Cette enfant viendrait dire qu'elle n'appartient à aucun lieu, ou plutôt qu'elle vit là où règne le « sans », c'est-à-dire au niveau du réel.

Le sujet autiste sans lieu et son Autre réel

Le réel se caractérise en effet d'être « *sans fissure* »[1], « *sans loi* »[2] et « *sans sens* »[3].

Sans fissure d'abord. Le réel se présente non entamé, il s'impose comme un tout sans faille, non découpé. Il ne peut que s'appréhender par le truchement du principe de différenciation propre à l'ordre des signifiants, c'est-à-dire par la dimension du symbolique. Le « parlêtre » introduit de la différence, du manque et un certain ordre dans le réel parce qu'il parle : il utilise le champ du symbolique qui découpe, troue et structure le réel. Ainsi, « *l'absence de quelque chose dans le réel est purement symbolique. C'est pour autant que nous définissions par la loi que ça devrait être là, qu'un objet manque à sa place* »[4].

Par conséquent, le réel est également dépourvu de toute loi. Aucun ordre n'y est imprimé, sauf à en passer par le symbolique.

Sans sens, enfin, dans la mesure où le champ du réel se définit d'exclure le sens qui, lui, se situe au croisement du symbolique et de l'imaginaire (sur le nœud borroméen) : « *il apparaît que le réel se fonde pour autant qu'il n'a pas de sens, qu'il exclut le sens, ou, plus exactement, qu'il se dépose d'en être exclu* »[5].

C'est donc à l'endroit du réel que le sujet autiste, psychotique, se positionne d'abord : dans cette dimension toute (sans fissure),

---

1 LACAN Jacques, *Le Séminaire*, Livre II, *Le moi dans la théorie de Freud et dans la technique de la psychanalyse* (1954-1955), Paris : Éd. du Seuil / Points (Poche), 1978, p. 137.
2 LACAN Jacques, *Le Séminaire*, Livre XXIII, *Le sinthome* (1975-1976), Paris : Éd. du Seuil, 2005, p. 137.
3 *Ibid.*, p. 65, p. 116 et p. 121.
4 LACAN Jacques, *Le Séminaire*, Livre IV, *La relation d'objet* (1956-1957), Paris : Éd. du Seuil, 1994, p. 38.
5 LACAN Jacques, *Le Séminaire*, Livre XXIII, *Le sinthome*, *op. cit.*, p. 65.

déréglée (sans loi) et insensée (sans sens). L'insondable choix du sujet autiste l'amène ainsi à affronter un Autre ayant trait au réel, soit un Autre massif, écrasant, éminemment angoissant et à la jouissance débridée.

Pour le névrosé, qui habite le langage, l'Autre (du langage, des signifiants) devient un abri contre la jouissance pernicieuse : il y a utilisation du symbolique pour se défendre contre le réel. Par contre, l'autiste, par son refus de l'Autre (du langage), se tient à l'écart de ce « *lieu*[6] » potentiellement protecteur : il vadrouille hors de la grand-route balisée par le complexe d'Œdipe et le Nom-du-Père[7], empruntée par les névrosés, et prend les chemins de traverse, au risque de se perdre à quelque obscur carrefour pour piétiner les sentiers qui charrient les affres de la jouissance. Si le névrosé habite le langage, si le psychotique est habité par le langage[8], l'autiste, lui, est resté au seuil du langage : il n'a pas pénétré dans le domaine du discours.

Ce refus primordial d'entrer dans le langage a pour conséquence de laisser le réel intact : le symbolique ne vient ni couper ni évider le réel. Le montage pulsionnel, en tant qu'il procède du manque, s'avère donc également défaillant, tout comme l'image du corps que le symbolique rejeté ne peut plus soutenir. L'investissement narcissique, libidinal, du corps devient alors problématique pour le sujet autiste.

Notre hypothèse, dégagée dans l'après-coup du suivi de Lucie, et qui traversera ce travail, est que le sujet autiste se trouve sans lieu d'appartenance : il n'habite pas le domaine du langage et n'a pas son corps pour propriété. Il est « atope » d'être en marge et du symbolique et de l'imaginaire. L'élaboration d'un lieu propre à abriter le sujet autiste peut cependant se développer si le clinicien consent à l'accompagner.

---

6 LACAN Jacques, *Le Séminaire*, Livre III, *Les psychoses* (1955-1956), Paris : Éd. du Seuil, 1981, p. 309.
7 *Ibid.*, p. 330.
8 *Ibid.*, p. 284.

Un double autistique pour éviter l'Autre et ses objets

Le sujet autiste n'use pas de « *l'appareil à quatre pattes* »[9] du discours, mais il peut s'appuyer sur un objet ou sur un double dit « autistique » pour parer à l'envahissement de l'Autre et de sa jouissance[10]. Dans le cas de Lucie, il semble que je sois devenu pour elle un double autistique ayant eu dans un premier temps une fonction défensive.

En effet, lorsque je suis dans le service, Lucie ne manque pas de venir me chercher pour aller dans mon bureau. Elle me prend par la main, soulève même ma jambe s'il le faut pour amorcer le premier pas, ajoute parfois un « Viens ! », puis m'entraîne vers les différentes portes nous séparant du bureau et m'indique de les ouvrir en pointant par un « Là ! » les serrures où ma clé doit entrer. Lucie m'utiliserait alors pour effectuer les gestes qu'elle ne peut faire seule, ce qui correspond à une des caractéristiques du double autistique isolées par J.-C. Maleval[11].

Par contre, mieux vaut éviter de déroger à ce que Lucie me prescrit. Lorsque je refuse de la suivre, elle se laisse tomber par terre, dans la continuité de l'impulsion censée m'emmener avec elle, en lâchant simplement ma main. Elle se met alors à pleurer et à crier, le visage tourné vers le sol ou les paumes des mains contre les yeux. Si j'essaie de l'approcher dans ces moments d'*Hilflosigkeit*, elle peut me lancer des coups ou alors crie davantage si elle constate que je la regarde : ma présence, jusqu'alors recherchée, semble devenir subitement insupportable. Se produirait-il un « débranchement » pour Lucie lorsque je refuse de l'accompagner ? Le double se métamorphoserait en Autre en laissant échapper un désir opposé à celui de Lucie, désir de l'Autre toujours inquiétant dont le sujet autiste cherche à se défendre. Plus question ensuite de l'approcher. Même l'objet *a* scopique (le regard) est à bannir en tant qu'il témoigne de l'insoutenable présence de l'Autre.

---

9 LACAN Jacques, *Le Séminaire,* Livre XVII, *L'envers de la psychanalyse* (1969-1970), Paris : Éd. du Seuil, 1991, p. 19.
10 MALEVAL J-C., « De l'objet autistique à la machine », in *Pensée psychotique et création de systèmes*, Ramonville Saint-Agne : Éd. Érès, 2003, pp. 197-217.
11 *Ibid.*, p. 204.

Outre le regard, c'est la voix (l'objet *a* vocal) qui paraît également menacer Lucie. Certains enfants du service l'ont d'ailleurs très bien compris : ils s'amusent à faire du bruit ou à hausser la voix pour effrayer Lucie qui, si je suis à proximité, se cache derrière moi. Elle peut aussi m'indiquer de la suivre pour se cacher en lançant : « Vite ! Cache ! ». En entretien, il lui arrive fréquemment d'interrompre son activité pour ouvrir la porte du bureau, de tendre l'oreille aux voix lointaines qui résonnent le long du couloir et de prononcer un « Chut ! » ferme et sérieux avant de claquer la porte. Façon de « couper le sifflet » aux sons désagréables et incompréhensibles en provenance d'un Autre encore trop présent : *ça parle* dans le couloir, mais ça parle trop, à tort et à travers... et ça perturbe Lucie. Ordonner aux voix de se taire puis fermer la porte pourrait être un moyen d'éradiquer un objet signalant l'omniprésence d'un Autre gênant, voire menaçant : la manœuvre de Lucie consisterait alors à vérifier « l'étanchéité » du lieu où elle se trouve, soit un abri où elle est protégée de l'insupportable et d'où l'Autre et ses objets sont tenus à l'écart. À moins qu'il ne s'agisse pour Lucie d'agir sa décision de ne pas entrer dans le langage, le symbolique s'avérant encore trop pétri de réel pour consentir à y verser. Elle reste au seuil, littéralement, et « claque la porte au nez » de l'Autre.

Face à cet Autre trop plein, une autre stratégie consiste à le décompléter ou à le trouer. Ainsi, Lucie s'empare de mes clés dès notre arrivée dans le bureau et les jette à l'autre bout de la pièce. Elle s'emploie également à « forer » mon bureau, dès le début de nos entrevues, en enlevant le cache en plastique qui masque un trou dans le bois et en le jetant par terre. Elle vérifie ensuite que les deux parties qui composent le cache se sont bien séparées pendant la chute, me jette un coup d'œil malicieux, puis se tourne vers le trou créé avec un large sourire : le mobilier de l'Autre est désormais troué... le travail peut donc commencer !

La béance du bureau a d'abord servi à faire disparaître des objets : Lucie y laisse tomber des stylos feutres. Elle ajoute parfois « 1, 2... 'tention' ! » avant de lâcher le crayon. C'est un *Fort* sans *Da*, l'objet chute dans le trou, sans aucun retour possible. Progressivement, le trou va acquérir une autre fonction : Lucie se place face au trou et en fait surgir un crayon qu'elle peut nommer

« Rouge ! », ou parfois « Chien ! », puis me donner. Du gouffre où les objets s'évanouiraient, Lucie passerait donc au trou comme accès donnant naissance à un objet qui pourrait porter un nom, voire être appelé, tandis que je sers de récepteur ou de témoin à ce travail. Assisterait-on à l'apparition d'une énonciation pour Lucie, énonciation qui viserait à ordonner le monde et qui ne serait pas de l'ordre d'un objet *a* vocal extérieur vociférant et attenant à un Autre jouisseur ?

Les « écrits techniques » d'un sujet autiste

En parallèle, ces mêmes stylos feutres vont devenir les instruments d'une étrange pratique. Déjà utilisés sur les supports les plus divers, Lucie va s'appliquer à en marquer son propre corps. Au cours d'un entretien, elle s'empare d'un crayon, commence à écrire sur ses jambes et articule les mots « a feuille » ; mots généralement employés lorsqu'elle dessine sur un morceau de papier. Est-ce à dire que Lucie n'opère pas de distinction entre son corps et un rectangle de papier blanc ? Se vivrait-elle comme un objet lisse en deux dimensions ? L'apparition du terme « a feuille » paraît au moins indiquer un fonctionnement par proximité métonymique : est « a feuille » toute surface sur laquelle on peut écrire (feuilles, peau, murs, etc.). Mais Lucie continue de tracer des lignes sur sa cuisse, puis sur son mollet, pour atteindre finalement son pied, qu'elle se met à colorier et prononce le mot « pied ». Inspiré par ce changement de vocabulaire effectué spontanément par Lucie, je vais m'autoriser à intervenir lors de ses moments d'« écriture à même le corps ». Ainsi, lorsque Lucie se met à encrer tel ou tel membre de son corps, souvent ses jambes ou ses mains, je la laisse faire puis interviens soit en nommant la partie élue (sur laquelle je pose parfois la main pour accompagner mes paroles), soit décrivant son activité. Cette introduction de quelques signifiants ne va pas rester sans effet. D'une part, Lucie va m'associer à ce jeu d'écriture… en venant écrire sur moi ! Par exemple, elle commence à colorier sa main puis prend la mienne pour la marquer de quelques traits et revient ensuite sur son propre corps, etc. Elle raye tour à tour sa peau puis la mienne. Un va-et-vient entre son corps et le mien se met donc en place autour du réel de la trace d'encre. D'autre part, mes interventions semblent interrompre Lucie dans sa tâche – dans laquelle elle se montre particulièrement calme et appliquée par ailleurs – et la conduisent à regagner le service de sa propre initiative – transition qui s'avère habituellement difficile et nécessite de nombreux détours.

Au regard de cette vignette clinique, je proposerais l'hypothèse suivante : l'écriture à même le corps, grâce à l'appui du thérapeute pris en tant que double autistique, permettrait à Lucie d'effectuer une connexion entre la jouissance, l'image du corps et le langage. « *À l'instar de l'objet autistique, le double possède une portée protectrice et il contribue à une structuration de l'image du corps, mais ses deux fonctions principales résident dans sa capacité à cadrer la jouissance, ce qui peut permettre une animation libidinale du sujet, et dans son aptitude à s'articuler à un Autre de suppléance, qui contribue à mettre de l'ordre dans la réalité et à tempérer lui aussi la jouissance.* »[12] J.-L. Bonnat note également la fonction imaginarisante que peut revêtir le double dans l'autisme afin de « *compenser le rejet de l'imaginaire du corps soutenu par le signifiant venu ou non venu* »[13]. En écrivant sur elle et sur moi en miroir, Lucie m'utiliserait comme double pour se bâtir une image stable ou, autrement dit, consolider son moi-corps[14]. De manière synchronique, le triple soutien de la marque, du double et des signifiants offrirait la possibilité d'une injection maîtrisée de libido dans le corps. La trace écrite participerait alors à la régulation de la jouissance tandis que les signifiants apportés ordonneraient le réel du corps. Par cette activité, Lucie aurait donc inventé une articulation originale mais fragile, car toujours à refaire, des trois registres de la structure.

Dans cette perspective, « l'écrit technique » de Lucie, ce curieux *handling* autoprocuré, prendrait la valeur d'un « faire » qui

---

12 MALEVAL J.-C., « De l'objet autistique à la machine », *op. cit.*, p. 201.
13 BONNAT J.-L., « La machine autistique : fonctions », in *Autisme et psychose, machine autistique et délire machinique, clinique différentielle des psychoses*, Rennes : PUR, 2008, pp. 191-201, p. 198.
14 Pour reprendre la terminologie de P.-L. ASSOUN, *Corps et symptôme, leçons de psychanalyse*, Paris : Éd. Anthropos/Économica, (2e édition), 2004.

permettrait à la fois de panser le corps, de le penser et de l'habiter. Bien qu'« a-tope » (sans lieu), cette petite fille ne resterait donc pas pour autant « a-topique » (sans remède).

Posters

Vers une éthique du désir de soigner

Manon COZ-POULLELAOUEN*

Durant mes études, j'ai effectué un stage dans un centre de cure en alcoologie. Je me souviens encore aujourd'hui d'une phrase prononcée par la psychologue du service lors d'une réunion de synthèse au sujet d'un patient : « cet homme va mourir ! ». L'équipe n'a pu qu'acquiescer. Cette annonce a eu un effet de sidération chez moi. Comment pouvait-il mourir, lui qui était accueilli dans une structure de soins, lui qui venait voir régulièrement une infirmière, une psychologue et un médecin ? Et nous, soignant ? Qu'allions-nous faire pour lui ? Je me disais qu'il fallait tout entreprendre pour qu'il s'en sorte, qu'il vive. Je regardais le personnel de l'équipe, mais personne ne semblait touché comme je l'étais.

Qui peut dire qu'il n'a jamais été confronté à une telle situation... ? « La naïveté, la fraîcheur des débutantes » m'a-t-on répondu quand j'en ai parlé quelques jours plus tard à l'équipe, « Tu vas apprendre ». Oui, mais apprendre quoi ?

Comment comprendre cette réaction ? De quoi s'agit-il ? Il en va bien d'un désir, mais au-delà du désir de soigner, ne me situais-je pas plutôt du côté d'un « désir de guérir », ou encore du côté d'un illusoire « sauvetage » à tout prix ? En interrogeant le personnel

---

* Psychologue clinicienne, Centre de santé mentale angevin (CESAME), Pôle 5, Sainte-Gemmes-sur-Loire (49).

soignant, il apparaît que la nuance entre guérir et soigner n'est pas toujours évidente. De plus, notre société contemporaine – en prônant une montée en puissance de la pharmacologie et de la médicalisation – ne participe-t-elle pas à réduire cette notion de soin à celle de guérison ?

« Qu'a-t-elle ? Quel diagnostic ? Combien de temps cela va-t-il durer précisément ? Que faites-vous pour elle ? Pourquoi les troubles sont-ils apparus ? » sont autant de questions très régulièrement posées par l'entourage d'une personne hospitalisée. Nous sentons bien une demande de plus en plus pressante de l'entourage du côté de la quantification, du résultat, au risque de réduire le patient à la place d'objet, ici objet d'un discours médical.

Dans ce contexte, que signifie « désir de soigner » ? Pourquoi avons-nous choisi d'être dans le soin, de prendre soin de... si tant est qu'il s'agisse d'un choix ? Qui et que soigne-t-on, comment le fait-on et enfin pourquoi ?

Pour tenter d'élaborer quelques éléments de réponse, il convient à mon sens de tenter d'éclairer ces deux notions que sont d'un côté le désir et de l'autre le soin.

Le désir advient quand émerge le sujet

Le petit d'homme en venant au monde est prématuré, il est dans une impuissance fonctionnelle, ce qui fait de lui un *animal dénaturé*, selon Lacan. En effet, il y a une discordance entre la maturation de ses fibres sensorielles et la maturation de ses fibres motrices. Le nouveau-né est dans un rapport de dépendance à l'Autre. Cet Autre, à savoir d'abord la mère, s'incarne comme objet de satisfaction, mais aussi comme être parlant, ce que Lacan nomme *parlêtre*. De cette dépendance se joue l'accrochage de l'intention du besoin au signifiant, et l'émergence du sujet humain. Cela se fait grâce à l'émergence de la demande. Ceci rend primordiale la relation qu'entretient le sujet au signifiant et au désir. Il s'agit d'une opération d'aliénation/séparation, expliquant ce lien du sujet à l'Autre, à l'issue de laquelle émerge le sujet désirant.

Un premier signifiant s'impose à l'exercice naturel de la pulsion : il s'agit du changement de statut du cri du nouveau-né.

Les tensions, pour se dissoudre, doivent s'accrocher à l'ordre des signifiants, autrement dit au langage. Le cri est interprété par l'adulte comme un appel, car ce dernier a repéré des changements de modulation dans les cris de son enfant. Ce cri passe donc du statut de signe à celui de signifiant. Le bébé déduit et comprend que ses cris ont une valeur significative par rapport à la présence de l'autre. Le petit fait de son cri un appel, une demande. Ce moment témoigne de l'émergence d'un sujet, capable d'exprimer une intention. En effet, le nouveau-né s'aliène à la chaîne signifiante en se plaçant dans l'Autre grâce à sa première inscription dans un signifiant (nommé S1) qui va le représenter. Le sujet n'est alors réduit qu'à être ce signifiant, et seulement celui-ci. Freud, dans *Esquisse d'une psychologie scientifique* (1895), expose comment le petit d'homme passe de l'*épreuve du besoin*, à l'*urgence de la vie,* au *cri,* à l'*action spécifique* des parents, à l'*épreuve de satisfaction*, pour accéder enfin au *désir.* C'est donc à partir du langage qu'émerge le sujet.

Mais « *Ça parle dans l'Autre, disons-nous, en désignant par l'Autre le lieu même qu'évoque le recours à la parole dans toute relation où il intervient. Si ça parle dans l'Autre, que le sujet l'entende ou non de son oreille, c'est que c'est là que le sujet, par une antériorité logique à tout éveil du signifiant trouve sa place signifiante. La découverte de ce qu'il articule à cette place, c'est-à-dire l'inconscient, nous permet de saisir au prix de quelle division* (Spaltung) *il s'est ainsi constitué* »[1].

En effet, la médiation par le signifiant opère une perte : une perte de jouissance. « *C'est le signifiant qui interdit la jouissance primordiale en substituant le mot à la chose* »[2]. Précédemment, la jouissance était pleine, directe, ne nécessitait aucun signifiant. Celle-ci est mythique dans le sens où le bébé pense avoir été comblé originairement. Mais l'introjection du signifiant instaure donc un premier manque-à-être, qui sera répété. Ce qui sera recherché sera donc toujours quelque chose de perdu. Ainsi, le sujet ne peut être

---

1 LACAN J., *Écrits II*, Paris : Éd. du Seuil, 1966, pp. 167-168.
2 DEMOULIN C., « L'amour dans le discours capitaliste », in *Les désarrois nouveaux du sujet – Prolongements théorico-cliniques au monde sans limite,* Ramonville Saint-Agne : Éd. Érès, 2001, p. 246.

comblé que de manière partielle. Cette demande sera frustrée par le désir de l'Autre, car l'Autre est changeant, absent parfois. Le désir du sujet est le désir de l'Autre.

Par cette opération, le sujet va entrer dans le monde symbolique, et va se trouver divisé : aucun signifiant ne lui donnera la maîtrise de l'Autre, il veut exister comme sujet, mais en même temps il ne veut pas être pris comme objet dans le désir de l'Autre. Après s'être aliéné, le sujet se sépare. Ni lui, ni l'Autre n'a en possession l'objet de la pulsion, l'objet du manque, l'*objet a*.

Ce double mouvement d'aliénation/séparation s'illustre dans le mathème du fantasme fondamental du névrosé : $? a, où nous voyons le rapport du sujet (barré car divisé) à son objet en tant que perdu, objet cause du désir.

Le sujet va pouvoir se séparer de l'Autre par l'intermédiaire de la métaphore paternelle. Celle-ci est la substitution du signifiant du Nom-du-Père en place du signifiant du désir de la mère, qui renvoie le signifiant phallique au rang de signifié et incite la signification phallique. La castration est définie par la métaphore paternelle comme symbolique, et la promotion de la signification phallique permet au sujet d'acquérir une position quant à la différenciation des sexes. Ainsi, la métaphore paternelle permet au sujet de délimiter la jouissance. Roland Chemama l'explique très simplement dans *Clivage et modernité*, et ce en trois temps :

> « *Dans le premier* [*temps*], *l'enfant peut s'éprouver comme le phallus de la mère. La relation semble duelle, mais le père est néanmoins présent, d'une présence voilée. Dans le deuxième, la mère va se trouver interdite, et cet interdit, qui n'est pas forcément formulé par un père réel, représente l'opération proprement dite de la castration, qui suppose le signifiant du Nom-du-Père. Quant au troisième temps, c'est celui où le sujet a rapport au père en tant qu'ayant le phallus, et pouvant donc transmettre au moins la promesse de l'avoir – de l'avoir en le donnant ou en le recevant* »[3].

3 CHEMAMA R., *Clivage et modernité*, Ramonville : Éd. Érès, 2003, p. 124.

« *En conclusion, la métaphore paternelle institue un moment radicalement structurant dans l'évolution psychique de l'enfant. Outre qu'elle inaugure son accès à la dimension symbolique en le déprenant de son assujettissement imaginaire à la mère, elle lui confère le statut de* sujet désirant. *Le bénéfice de cette acquisition n'advient cependant qu'au prix d'une aliénation nouvelle. En effet, sitôt advenu comme sujet désirant, le désir du* parlêtre *devient captif du langage dans lequel il se perd comme tel, pour n'être représenté qu'à la faveur de signifiants substitutifs qui imposent à l'objet du désir la qualité d'*objet métonymique »[4].

Maintenant, il s'agit d'essayer de comprendre ce qu'il se passe à proprement parler du côté du soignant et de son désir, dans le cadre d'une relation soignant/soigné.

Le soignant et son désir

Freud estime que « *nous avons catégoriquement refusé de considérer comme notre bien propre le patient qui requiert notre aide et se remet entre nos mains. Nous ne cherchons ni à former pour lui son destin, ni à lui inculquer nos idéaux, ni à le modeler à notre image avec l'orgueil d'un créateur* »[5]. Il s'agit pour le clinicien de ne pas prendre parti pour un terme du conflit inconscient du sujet plutôt qu'un autre. Il s'agit donc pour Freud de la suspension du vouloir guérir trop vite et à tous les coups. En tant que clinicien, ce dernier ne peut facilement tirer son épingle du jeu puisqu'il doit avoir un désir. Ce désir est celui de permettre cette rencontre du sujet avec son inconscient et de prendre la mesure de la division qui le constitue.

---

4 DOR J., *Introduction à la lecture de Jacques Lacan, 1. L'inconscient structuré comme un langage*, Paris : Éd. Denoël, 1985, p. 121.
5 FREUD S., « Les voies nouvelles de la thérapie psychanalytique », in *La technique psychanalytique*, Paris : PUF, 1992, p. 267.

Ainsi, le clinicien ne reste pas neutre et ce, grâce à l'action du refoulement dans la production des symptômes, mais aussi à l'action opposée de la résistance contre cette levée du refoulement dans la névrose, ou l'aménagement de conditions de création ou d'inventions de suppléances dans la psychose.

Le désir du clinicien serait donc d'insister dans l'accompagnement du sujet afin que celui-ci rencontre son propre désir. Selon Freud, le clinicien n'aurait qu'un désir, celui de voir le malade prendre lui-même ses décisions, de le voir prendre ses responsabilités.

Selon Lacan, dans *Les quatre concepts fondamentaux de la psychanalyse* (1964), la structure du discours n'implique qu'un sujet : le sujet supposé savoir, quand il traite la question du lien du désir de l'analyste à celui du patient. Le sujet suppose un Autre en mesure de savoir ce que lui-même, de structure, ignore de sa propre vérité inconsciente. C'est de cette supposition que se soutient le transfert qui est un lien fondé sur le savoir supposé de l'Autre, dont la pensée du clinicien n'est que le support.

Il s'agit de soutenir une position que l'on pourrait qualifier d'éthique, afin que soit préservée la non-maîtrise sur le patient, dans cette relation où les notions de transfert et de contre-transfert, mais aussi d'identification ont cours. Ainsi, il apparaît essentiel de se méfier constamment de son propre désir en tant que soignant.

La psychanalyse nous enseigne que tout symptôme a une fonction dans l'économie psychique du sujet, cette fonction autant que son sens échappant à la conscience. Le symptôme est donc à interroger – comment se constitue-t-il, à quoi sert-il ? – autant qu'il est à respecter.

Du cancer à sa « création »

MALLET Jérémie*

« Paroles, paroles... »

Nombreux sont ceux d'entre nous, aujourd'hui, qui sont convaincus des potentialités de la parole. Bien plus qu'un simple outil de communication, la parole, en tant que ce qui vient transmettre le désir[1], est pour le psychologue clinicien son principal *objet* de travail.

Dans les services de médecine, pris sous le poids d'un Réel assourdissant, la réponse par l'acte, tellement nécessaire, évidente et, en apparence, si libératrice, se substitue très facilement à la pensée, celle-ci souvent sidérée.

Cependant, la clinique des personnes[2] atteintes de maladie grave comme le cancer a sans doute contribué à promouvoir cette parole en tant qu'outil de soin, à tel point qu'on constate même, à l'heure des cellules d'urgences psychologiques et d'événements

---

* Psychologue, Services d'onco-hémato-immunopédiatrie et de neuropédiatrie, CHU, Angers.

1 LACAN J., *Les Écrits techniques de Freud* (1953-1954), Séminaire I, Paris : Éd. du Seuil, 1975.

2 Nous entendrons, ici, le terme de cancer comme une maladie qui touche le corps organique du sujet, mais aussi, et surtout en ce qui nous concerne, comme une maladie qui touche son psychisme et celui de ses proches.

qualifiés d'emblée de « traumatiques », une tendance à la parole « à tout prix », par exemple, selon la formule répandue : « il faut évacuer », comme si, au-delà de la maladie, les pensées qui l'accompagnent étaient insoutenables, voire à réprimer. Si violentes soient ces paroles pour le sujet comme pour le soignant, cet insoutenable est pourtant bien à soutenir par ce travail de la parole en vue d'une élaboration, d'une *création* symbolique par le sujet de *son* cancer.

Alors, parler pour soigner et se soigner, oui, mais encore ?

Parler pour *panser*

Les potentialités thérapeutiques de la parole ayant notamment été mises à jour avec la célèbre patiente de Freud, Anna O et sa « talking cure »[3], le soin peut donc passer par une parole soutenue, d'un côté, par le désir du soignant d'entendre, de comprendre, de renvoyer et, de l'autre côté, par celui du soigné d'être, lui, au travail. Face à l'*inassimilable* Réel du cancer qui vient lever le voile posé sur *l'innommable par excellence*[4], la mort, il y a ce processus, déjà largement décrit dans de nombreux travaux, par lequel le sujet se trouve dans une quête de sens pour *panser* l'effraction, la déchirure qu'il connaît depuis l'annonce d'une maladie mortelle qui se développe en lui.

Isolé dans un hors-sens intermédiaire, le sujet est désormais dans un entre-deux : entre un avant et un après la maladie. Il y a justement là pour le psychologue, au niveau de ce point de rupture, à encourager et à soutenir le désir de ce sujet dans son investigation sur lui-même.

Que veut dire cette intrusion du cancer dans sa vie ?

---

3 FREUD S. et BREUER J., *Études sur l'hystérie* (1895), Paris : PUF, 1956.
4 LACAN J., *Les quatre concepts fondamentaux de la psychanalyse* (1963-1964), Séminaire XI, Paris : Éd. du Seuil, 1990.

À peine cette quête de sens est-elle lancée, que jaillit souvent une explication de fortune, certes douteuse puisque issue de la pensée magique, mais une explication subjective qui a le mérite d'évincer momentanément une information médicale insupportable, excessive, et en même temps trop sèche et surtout terriblement insatisfaisante. Ainsi, une adolescente de 15 ans me raconte : « *J'ai dû être quelqu'un de très important dans une autre vie et faire quelque chose de très grave pour avoir une maladie pareille !* ». Pour reprendre une métaphore du domaine médical, une fois la blessure pansée à la hâte, le soin ne s'arrête pas là, il doit se poursuivre par une cicatrisation pour que cette blessure fasse non seulement de moins en moins mal, mais aussi pour qu'elle s'intègre à la « corporéité » du sujet.

« Créer » *son* cancer

Lorsque je propose à cette adolescente de réaliser un dessin de ce qui lui vient spontanément, elle décide d'abord de représenter la Terre, puis elle dessine une seconde planète que les scientifiques, à la surprise mondiale, viennent de découvrir : « *C'est encore possible à notre époque !* » me dit-elle. Il se trouve justement qu'on a découvert chez elle aussi une chose improbable : une seconde tumeur au cerveau après avoir été traitée pour la première. « *Je sais à quoi tu vas penser : c'est aussi fou que d'avoir une deuxième tumeur dans la tête comme ça* » poursuit-elle, déployant ainsi le sens de sa maladie en exprimant une stupéfaction à dimension « planétaire » qu'elle décrira longuement pendant l'entretien.

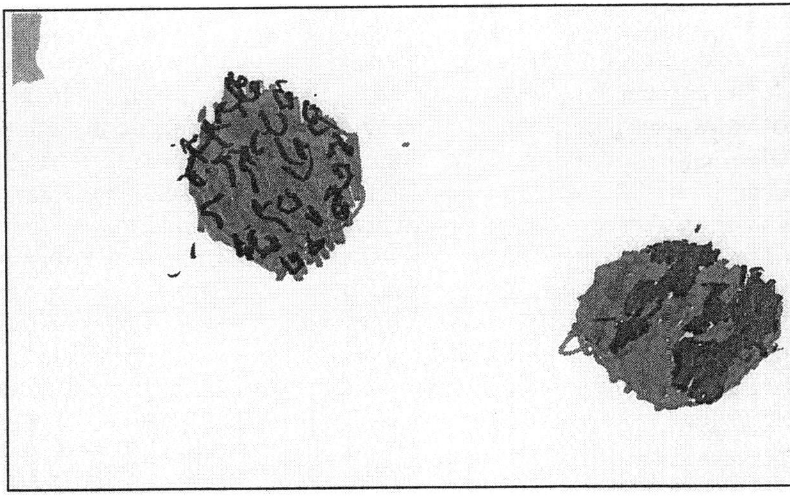

Dessin.

Dans un second temps, ou en tout cas, à un autre moment, c'est dans son histoire personnelle, celle qu'il s'est aussi « créée », que le sujet (notamment l'adolescent ou l'adulte) va pouvoir puiser ce *sens*, en tant que ce qui relie le désir à l'objet[5]. S'étayant sur la narration d'une histoire ponctuée de souvenirs marquants qui vont se lier à l'événement – au signifiant – « cancer » du présent, c'est ce travail de remaillage, de réparation du tissu de l'histoire du sujet, qui pourra lui permettre de disposer l'événement de son cancer, non plus hors-sens mais toujours hors du commun, dans sa mémoire avec les autres événements de sa vie.

C'est dans cette perspective que le cancer, objet « prêt-à-créer », devient pour le sujet, *son* cancer, c'est-à-dire une véritable « création » langagière, une œuvre singulière, commune à aucune autre expérience. Parler de « création » laisse apparaître bien plus que le rapport déjà connu entre l'art et la maladie à travers lequel l'angoisse, résultat des tentatives du ça pour faire passer un fantasme à la conscience, favorise la créativité, car il propose surtout l'idée curieuse que si le sujet n'a pas de pouvoir direct sur le caractère

5 DE MIJOLLA-MELLOR S., *Dictionnaire international de la psychanalyse*, Paris : Éd. Hachette, 2005.

organique de cette maladie, il a tout de même un « pouvoir d'action » sur *son* cancer en utilisant l'outil de la pensée imprégnée mais aussi « stimulée » par l'angoisse et, de fait, révélant les fantasmes par le langage.

C'est ce que l'on comprend chez Fritz Zorn à travers la pesante description d'un mal être existentiel et latent depuis son enfance. Dans son récit autobiographique mêlant un regard d'amertume sur sa vie, une ironie et un humour noir sur « *sa lourde hérédité* »[6], mais aussi beaucoup d'authenticité sur sa souffrance et ses angoisses quant à cette vie de plus en plus fragile, il parvient à symboliser son cancer, notamment à travers la métaphore qu'il utilise lorsqu'il dit que des larmes retenues, « non versées » pendant des années se sont regroupées pour former la tumeur qui envahit sa nuque.

Si cette « création » permet l'émergence d'un sens, il ne suffit malheureusement pas de « créer » pour aller mieux ! La sublimation, même si elle est un mécanisme de défense socialement valorisable, n'est pas l'*abréaction*[7]. La vie et l'œuvre de certains artistes nous montrent comment, grâce à leurs productions, ils « tiennent » leur angoisse en la canalisant au moyen de la symbolisation. Cependant, on peut se demander si les événements traumatiques liés à cette angoisse sont pour autant abréagis par la prise de conscience de ce qui fait trauma.

Du cancer à ses liaisons

Il est toujours étonnant d'entendre des enfants et des parents trouver dans la maladie, dans cette expérience générant sidération, souffrance et crise existentielle, l'occasion pour chacun de rejouer quelque chose de sa propre histoire.

Ce qui amène à envisager la rencontre avec le Réel comme l'occasion pour le sujet d'une « relance » de sa vie psychique, ce sont ces situations où, suite au choc de l'annonce d'un cancer chez

---

6 ZORN F., *Mars*, Paris : Éd. Folio, 1982.
7 FREUD S., BREUER J., *Études sur l'hystérie* (1895), *op. cit.*

leur enfant, de nombreux parents procèdent spontanément à une relecture de leur propre histoire, voire de leur héritage *intergénérationnel*[8]. Si lier l'événement dans les mailles du discours et de son histoire est un processus qui s'impose à la conscience du sujet comme un système défensif pour *panser* sa maladie, il semble que cela soit aussi l'occasion de *repanser* d'anciennes blessures psychiques et de faire émerger de nouvelles significations en vue d'une réorientation de la vie psychique.

C'est ainsi que la mère de Manon, trois ans, parle de sa difficulté à lui dire « non » depuis la survenue du cancer chez sa petite fille et en vient à remonter d'événement en événement, de culpabilité en culpabilité, jusqu'à l'évocation de son propre cancer de la thyroïde qu'elle a eu avant de concevoir Manon et à la suite duquel un médecin lui avait déconseillé d'avoir d'autres enfants. Cet événement lui offre ainsi une explication de choix puisqu'elle prend pied dans une réalité, certes fantasmatique mais plausible puisque médicale, en ce qu'elle considère comme une prise de risque : « *On n'aurait peut-être pas dû...* », qu'elle associe au cancer de sa fille.

Cette mère aurait pu remonter plus loin encore le long de son histoire et le long de son sentiment de culpabilité. Néanmoins, il a semblé important de relever cet élément premier qui ne prend sa signification que dans *l'après-coup*[9] du processus traumatique. Cette « création » langagière met à jour une « création » symptomatique impulsée par un sentiment de culpabilité qui s'enracine dans l'inconscient et qui se caractérise par son *besoin de croire*[10] qu'elle est en faute par rapport à la maladie de sa fille (élément second) et que, par conséquent, lui dire « non » ne ferait que l'abîmer un peu plus !

Si le symptôme se définit comme *le retour de la vérité dans la faille du savoir*[11], alors il semble pertinent qu'il y ait non loin du sujet victime de cette effraction du Réel du cancer dans sa vie, le soutien du psychologue au moment où jaillit de l'indicible,

---

8 DE MIJOLLA-MELLOR A., *Préhistoire de famille*, Paris : PUF, 2004.

9 FREUD S., *Lettres à Whilelm Fliess* (1887-1904), Paris : PUF, 2006.

10 DE MIJOLLA-MELLOR S., *Le besoin de savoir*, Paris : Éd. Dunod, 2002.

11 LACAN J., *Les formations de l'inconscient* (1957-1958), Séminaire V, Paris : Éd. du Seuil, 1998.

la « création » symptomatique d'une vérité parfois tombée dans les profondeurs subjectives.

Enfin, tout comme il peut déjà l'éprouver à travers l'élaboration écrite, le psychologue, poussé par son désir de prendre soin, a sans doute lui aussi tout intérêt à laisser libre cours à sa propre « création » en vue de se mettre lui-même au travail de la parole… *Et ainsi de suite.*

« Épurer son désir de soigner, afin de mieux respecter l'autre... »

Alain MOUCHÈS*

J'ai commencé à pratiquer les thérapies comportementales et cognitives (TCC) il y a plus de vingt ans. À cette époque, je m'intéressais justement à deux aspects du désir. L'un, tout à fait neuroscientifique et expérimental (*dans lequel j'activais les « systèmes désirants » à coup d'électrodes posées dans le cerveau de rats !*), et l'autre, plus « soignant » et dans lequel je tentais d'analyser le « désir indésirable » des anorexiques-boulimiques. Bien évidemment, je ne vous parlerai pas du désir des rongeurs, ni d'ailleurs des adolescentes boulimiques, mais plutôt de cette motivation particulière à soigner, et plus précisément pour un praticien des TCC.

Commençons par une évidence : toute motivation, tout désir est intimement lié à un état de manque. Dans le cas du soin psychologique, le manque est bien là, autant chez le patient que chez le thérapeute. Car à la différence de la médecine somatique palpable et rassurante, le symptôme est flottant, impalpable, difficile à appréhender. Ce malaise prévisible n'est-il pas la cause première de ce désir du clinicien ? Cette motivation (ou ce désir) à s'engager

---

* Maître de conférences en psychologie et éthologie, Centre de recherche de l'Institut de psychologie et sociologie appliquées (CERIPSA), Université Catholique de l'Ouest (UCO), Angers.

dans une relation singulière avec le patient existe évidemment chez tous les soignants. Cela étant, on peut admettre que ce désir diffère selon que le soignant soit médecin, éducateur, infirmier, ou psychologue. Et plus généralement le désir varie selon les individus, car en fonction de sa culture chacun a son « Umwelt », c'est-à-dire son univers singulier qu'il perçoit et sur lequel il agit. D'ailleurs, si l'on se limite au monde psychologique, on observe de nombreuses tendances. Bien évidemment cela signifie que mes collègues d'inspiration psychanalytique n'ont pas forcément la même perception des concepts introduits par un comportementaliste. D'une certaine façon, c'est heureux, car le dialogue peut être constructif puisque chacun a une vision différente du même objet de recherche et de soin. Mais en instaurant des terminologies, les échelles de valeurs peuvent déformer notre vision des faits tout en augmentant cette fracture. Le monde psychique étant formé en grande partie par des auto-illusions et des croyances apprises, il existe nécessairement des distorsions ou des erreurs cognitives dans ce « désir de soigner ».

Tout d'abord, beaucoup croient intimement à un mythe universel : le pouvoir de guérir, soit grâce à la science, soit grâce à la parole-toute-puissante. On peut ajouter une croyance particulièrement présente, véritable « pierre philosophale » du psychisme : la recherche de la cause comme seul moyen de soigner. Finalement par la parole et ces jeux de langage remplis de signifiants flottants, le thérapeute exprime sa propre croyance et son désir d'explication. Et parfois on peut trouver sur le terrain de surprenants discours, tantôt scientistes et peu objectifs, tantôt hermétiques ou frôlant même la divination hasardeuse ! De plus (peut-être pour compenser leurs défaillances personnelles ?), certains soignants expriment une arrogance dominatrice qui peut, à juste titre, inquiéter le soigné. « Il est hautain », « c'est un gourou », « il ne parle pas, je me sens stupide », etc. Ce « désir de soigner » théoriquement louable peut devenir une contemplation narcissique, ou éventuellement l'exercice d'une domination sur le patient. Cette variante cognitive et discutable de ce désir est-elle une tentative inconsciente d'échapper à l'ambiguïté, un mécanisme de « négation de l'incertitude » ? Dans tous les cas, ces distorsions cognitives sont de « faux motifs » : survalorisation de soi-même, surestimation, voire dévalorisation des autres, ou au contraire autodévalorisation.

Revenons à notre sujet : selon l'approche analytique, la construction dynamique de l'inconscient va se manifester par les variations du désir. Cette démarche classique est explicative : il y a forcément une motivation première, il y a une (ou plusieurs) significations. Mais si cette approche est très séduisante, elle est aussi loin de la réalité cérébrale. Des travaux actuels en neurosciences (*Edelman, Damasio, Dehaene, etc.*) montrent que le traitement inconscient est perpétuellement soumis à des « remodelages » synaptiques, et traite des millions d'informations de façon « modulaire ». Cette représentation modulaire indique qu'un module peut demeurer inaccessible aux autres modules. Véritables treillis mnémoniques, l'ensemble des connexions entre ces « nœuds informationnels » (ou émotionnels) est loin d'une logique linguistique. En fonction de l'activation ou de l'inhibition des neurones, certaines traces mnésiques sont conservées en renforçant les connexions synaptiques. Mais ce réarrangement de traces ne fonctionne pas forcément de façon intentionnelle. Au final le psychisme devient une représentation extrêmement complexe, intégrant tantôt des réactions signifiantes et tantôt des réactions aléatoires. Et les tentatives d'intégration neurosciences-psychanalyse (*Kandel, Pommier, Ansermet, etc.*) restent timides ou décevantes, souvent pour cause de difficultés linguistiques. Parle-t-on des mêmes choses en usant des mots différents, ou use-t-on des mêmes mots pour parler de choses diverses ?

Au niveau purement clinique, il semble donc peu constructif de travailler directement sur la complexité. Où se situe le « désir de soigner » dans l'*Umwelt* d'un comportementaliste ? (*je précise : un comportementaliste, mais ne croyant pas au scientisme...*). À l'inverse du désir ambitieux d'explication et d'interprétation, ce clinicien préfère utiliser une démarche d'ignorant pragmatique ! Et bien évidemment en refusant toute logique interprétative, il accentue cette impression de manque entre la théorie et la pratique clinique. Mais la dynamique d'une thérapie n'est-elle pas justement cette impossibilité d'appréhender son objet ? En clair, notre « humble technicien » ne va pas se focaliser sur des causes inconscientes, mais va adopter une approche connexionniste et admettre qu'on peut modifier spécifiquement certains traitements automatiques des informations reçues. Si l'on adopte cette logique, on considère par exemple qu'il est plus efficace de stimuler un enfant atteint d'autisme qu'attendre passivement qu'il agisse en parlant de son désir. Finalement le but de la psychothérapie sera de passer par une réactivation hypothétique de ces nœuds émotionnels ou informationnels. (*Et tant pis si des collègues parlent encore de superficialité, de pensées de surface, ou même de violences thérapeutiques ! Il est vain de vouloir réduire l'arrogance de certains universitaires, mais si l'on veut avancer, il faut développer une logique ouverte et intégrative*).

Dans la pratique comportementale, le désir du thérapeute est avant tout d'obtenir une amélioration : c'est-à-dire augmenter les capacités de bien-être du patient. La thérapie est certes directive, mais sans chercher à influencer les choix de vie du patient. Pour autant, peut-on parler de « violence » ? Et ce désir de soigner essentiellement pragmatique utilisant des méthodes actives d'apprentissage est-il plus critiquable que l'éthique d'une théorie fonctionnant sur des *a priori* ? Notre collègue Christophe André compare le thérapeute utilisant les TCC, à un professeur de musique : directif sur les exercices et les gammes, il laisse néanmoins le choix du répertoire. On propose, mais en conservant l'autonomie individuelle.

De plus, si je pratique les TCC qui donnent une impression de rigueur scientifique, je sais aussi que ces méthodes se caractérisent surtout par un style de relation thérapeutique. La relation empathique, chaleureuse, impliquée, encourageante est bien sûr l'espace d'élaboration de ce programme. Et le traitement cérébral utilisé est fonction de la singularité de chaque individu, lui-même dépendant de son vécu, et son degré d'implication. Dans toute thérapie, il se forme des éléments dynamiques de l'interaction sujet/thérapeute, qui sont moins contrôlables, mais qui participent à l'efficacité thérapeutique. Cependant, si nous sommes parfois confrontés à des échecs thérapeutiques, la logique proposée sera de réactualiser ses connaissances, plutôt que s'interroger sur les hypothétiques blocages transférentiels du patient.

Finalement en acceptant le deuil du mythe de la signification, ou encore du scientisme, le thérapeute doit réduire son désir tout en améliorant l'efficacité du soin. Autre variante d'une pensée de Spinoza : « *savoir, c'est ne pas croire* ! » Selon ma conception, la pratique des TCC (*mais probablement aussi d'autres approches cliniques*) doit avoir une part d'inconnu pour être véritablement efficace. Adossée sur un ensemble de techniques rigoureuses, cette thérapie est aussi un art individuel, incluant nécessairement un espace de liberté. Mais cette liberté relative doit constamment être questionnée. Non seulement le thérapeute doit admettre sa propre limite théorique et ses lacunes scientifiques, mais il doit aussi réduire son écart à sa propre croyance.

Ce « désir de soigner » se mélange au doute, mais aussi au plaisir artistique d'une création éphémère. Pour revenir à notre professeur de musique, je rapproche son désir de celui d'un compositeur, ou mieux d'un improvisateur de jazz. Respectant rigoureusement la structure harmonique, le créateur va aussi travailler sur le silence, les intervalles, ou encore sur l'exploration de nouveaux accords. De plus, il va épurer non seulement la mélodie, mais aussi son désir en pensant à l'attente de l'autre. Par cette composition évidemment égocentrique, mais avec une finalité altruiste, le thérapeute va épurer son désir de soigner afin de respecter d'avantage le patient.

En conclusion, le thérapeute fait comprendre au patient qu'il existe d'autres représentations du monde, affectif et biologique, avec ses illusions, ses tromperies apprises, et sa dépendance à l'autre. Mais si le « soignant » introduit dans l'activité cognitive du « soigné » une incertitude constructive, il faut qu'il y ait aussi une rétroaction. Finalement chacun va pouvoir progressivement reconnaître l'ambiguïté de ses croyances, plus ou moins irrationnelles. Par ce fait, le patient et le thérapeute pourront éliminer la part de ces « faux motifs », et apprendre à compter sur leur propre jugement.

Mon désir est d'abord une rencontre entre moi-même et une personne souffrante, avec à la clé le début d'une nouvelle recherche : une aventure commune, dont ce nouvel acteur sera à la fois chercheur, et objet de la recherche. Ce qui me procure au final un bénéfice : la satisfaction d'avoir accompagné efficacement le travail de ce duo.

« *Je crois que nous avons bien travaillé...* », me disent parfois des patients à la fin de la thérapie. Et très sincèrement, je le pense aussi.

Conférence conclusive

Le désir de soigner

Frédéric DUBAS*

Qu'est-ce qui fait désirer soigner ?

D'où s'origine ce singulier mouvement d'un non souffrant vers un autre, souffrant ou empêché ?

La relation soignante, relation d'aide, est-elle spontanée, immédiatement altruiste ? C'est ce que pourrait indiquer l'existence dans le cerveau humain (et celui des grands singes) de neurones miroirs, de découverte récente. Lorsqu'un observateur regarde un mouvement chez autrui, un réseau de neurones s'active dans son cerveau. Ce réseau correspond à celui de neurones impliqués dans le mouvement d'autrui, alors que l'observateur lui-même n'effectue aucun mouvement. Certains travaux semblent indiquer que ces neurones pourraient représenter la base neurobiologique de l'empathie, et ne fonctionneraient pas bien chez les autistes. Les neurones miroirs seraient plus nombreux et plus actifs chez les femmes. Ces données, à prendre avec la précaution qu'il convient,

* Neurologue - Responsable du Département de Neurologie du Centre hospitalier universitaire d'Angers.

en se gardant de tout réductionnisme scientiste, pourraient cependant indiquer qu'il existe une *pulsion d'empathie*, non décrite en tant que telle par Freud. Cette pulsion au sens freudien de ce qui se situe à la frontière du somatique et du psychique pourrait être rapprochée d'une hypothétique *pulsion soignante*.

Mais le désir de soigner ne résulte-t-il pas aussi d'autres déterminants, plus complexes, qu'il y aurait intérêt à identifier ? C'est à l'aide de la notion freudienne de pulsion que nous tenterons d'explorer les contrées profondes où pourrait prendre naissance le désir de soigner, qui évidemment excède la pulsion de soigner, pour autant que celle-ci existe vraiment.

Notre hypothèse de travail est que l'analyse de ce qui sous-tend le désir de soigner permet de dégager les grandes lignes de ce que serait un soin « suffisamment bon », à défaut d'être idéal.

1- Le désir de soigner viendrait du désir archaïque d'être soigné

Le désir peut s'éclairer de son étymologie. *Desidere*, qui a donné désir, est fait du *de* privatif et de *sidere*, l'astre. *Desidere* signifierait donc « cesser de contempler l'astre », s'abstraire de, se soustraire à la fascination de l'astre, ou en être privé, l'avoir perdu. *Desidere,* désirer, serait donc, au moins de ce point de vue étymologique, se détourner, se détacher de l'astre fascinant. L'objet maternel pourrait être cet astre originaire, ce premier objet dont il a fallu se détacher, se « *de-sidere* », « se désirer ». Un désastre ! L'être humain s'angoisserait de la perte de cet objet de fascination, et n'aurait de cesse de tenter de le retrouver, de faire « comme si », métaphoriquement ou métonymiquement, la situation primitive de présence de l'astre maternel était à nouveau possible. Or, c'est bien cette mère, sidérale et sidérante, qui a pris soin de nous dès le premier jour, en satisfaisant notre besoin d'être nourri et, surtout, en nous donnant le plus de jouir par ses caresses et ses berceuses, en nous donnant de l'amour. Ce plus de jouir que procure la mère s'inscrit en traces mnésiques psychiques qui, prises dans les signifiants, dira Lacan, sont au fondement du désir. Ce qui pourrait se rejouer, se re-jouir, dans le désir de soigner serait donc comme une quête de retrouvaille de la situation primitive. Celle-ci est évidemment vaine, sauf à se jouer au lieu même de la situation primitive mère soignante/enfant soigné, mais en l'inversant, l'enfant soigné, prenant la place de la mère, devenant soignant. Ainsi le désir *d'être soigné* pourrait être une des sources du *désir de soigner*. La très forte féminisation des métiers du soin pourrait aller dans le sens de cette hypothèse. Si celle-ci est défendable, *a contrario* la masculinisation du métier de médecin pourrait indiquer que le médecin n'est pas proprement soignant, ce que l'usage valide, en distinguant clairement les médecins d'un côté et les soignants de l'autre (infirmières, aides-soignantes, sages femmes, puéricultrices, etc.). Nous reviendrons sur ce point. La féminisation de la médecine, depuis quelques décennies (actuellement environ 60 % des étudiants en médecine sont des jeunes femmes), pourrait permettre à la médecine de trouver un équilibre entre le désir de soigner et le désir de guérir.

2- Le désir de soigner, comme tout désir, pourrait tout autant être désir d'autre chose

Cette perte originaire de l'objet primitif crée un vide, un manque, et c'est ce rapport fondamental au manque qui caractérise le désir. Ce manque, ce vide est à la fois ce que vise le désir et ce qui le cause. La « vocation » soignante, qui n'est évidemment qu'une des façons de tenter de combler le manque, se situe au plus près du désir d'être soigné, même si elle en est l'inversion (devenir soignant), mais bien d'autres voies sont possibles. Certaines sont proches du soin, comme de devenir mère ou père, ou de choisir un métier de l'éducation ou de l'aide sociale par exemple. D'autres voies paraissent plus éloignées du soin, voire sans lien, mais peu importe, puisque n'importe quel objet substitutif (ou métonymique ou métaphorique) peut venir en place de l'objet manquant. L'objet substitutif n'est jamais pleinement comblant, puisque le désir est toujours désir d'autre chose que ce qu'il vise, toujours autre chose que ce que peut en dire la demande qui le porte au-delà du besoin. *Le désir est symboliquement insaturable.*

3- La pulsion soignante serait une forme de la pulsion de vie, voire un instinct

Le désir d'être soigné, racine archaïque du désir de soigner, rencontrerait une autre source profonde, d'essence biologique, qui est le besoin instinctuel de perpétuer l'espèce humaine, de maintenir la vie pour qu'elle continue (cette perpétuation de la vie pour elle-même est bien le seul sens décelable de la vie biologique). La mère prend soin de son enfant, qui a absolument *besoin* d'elle pour survivre, de même que la mère a besoin de son enfant pour se survivre en tant que maillon de reproduction de l'espèce. La position maternelle et, partant, celle du soignant, seraient donc liées, fondamentalement, à la *pulsion de vie*. Ce que nous avons désigné en introduction comme *pulsion d'empathie*, et qui pourrait avoir des bases neurobiologiques, ne serait pas sans lien avec la pulsion de vie, la souffrance d'autrui pouvant être perçue comme une menace de mort.

Ces premières fondations de la pulsion soignante, que nous avons situées dans le même creuset du désir d'être soigné et de la pulsion de vie (et de la pulsion d'empathie), trouvent à s'intriquer avec la pulsion de mort, laquelle est indissociable de la pulsion de vie. La pulsion d'emprise et la pulsion sadique sont des corrélats de la pulsion de mort. L'éventuelle ambivalence de la position soignante serait ainsi, à l'instar de la position maternelle, à la fois protectrice et possessive, voire dévorante. Il y a parfois une passion de soigner, dont on peut soupçonner qu'elle n'est pas sans lien avec une pulsion d'emprise.

4- La pulsion soignante aurait partie liée avec la pulsion d'emprise

La pulsion d'emprise trouverait sa source dans la position affaiblie du malade, dans la structure asymétrique de la relation de soin. Elle s'alimenterait aussi du désir du malade d'être soigné, choyé, materné, d'être sous l'emprise. Parce qu'il peut en jouir, le soignant doit prendre en compte cette possible position régressive du soigné pour ne pas en abuser. Remarquons, à propos de l'emprise, que les deux composantes du soin sont inscrites dans la langue française, qui distingue donner un soin et prendre soin. En anglais, cure et care. Le « cure » se situe du côté du donner un soin, exécuter un acte soignant savant et technique. La thérapeutique médicale se trouve dans cette aire. Le « care » est lui sur l'axe du prendre soin, du souci, de l'inquiétude, de l'attention. Il se situe davantage dans l'aire de la thérapie soignante, non plus dans celle de la thérapeutique médicale. Le paradoxe de ce « prendre soin » est que, à l'opposé de la « prise », il donne. Pourquoi donc « prendre » quand il s'agit de donner ? N'y aurait-il pas dans cette prise comme précisément un risque d'emprise, d'appropriation, voire d'assujettissement ? De la même façon, la « prise en charge » du malade, locution si répandue dans les milieux soignants, dit bien la dérive d'emprise : pris en charge, le malade a évidemment toute chance d'être dessaisi de sa propre implication dans le soin. Dans son film '*Parle avec elle*', où un infirmier féconde sa patiente comateuse, Almodovar a poussé à l'extrême la capture du soigné par le soignant. Le désir de soigner peut bien sûr rencontrer l'amour où, comme dans le soin, viennent à s'intriquer le don et l'emprise.

Freud tissera progressivement des liens entre pulsion d'emprise, pulsion scopique, pulsion de savoir et pulsions sexuelles. Toutes semblent bien, peu ou prou, présentes dans la pulsion soignante, et sont à l'œuvre dans le « jeu du docteur », où l'un des enfants consent à baisser sa culotte pour que l'autre puisse prendre la température et fasse une piqûre, et voir les fesses.

La *pulsion scopique* n'est pas la moindre en médecine, devenue somatologie sous l'effet de la science biologique. Voir, toucher, pénétrer le corps, réel ou virtuel, c'est chercher la lésion, mais aussi essayer d'y voir et d'en savoir quelque chose de l'intimité de ce corps de jouissance fait pour la mort. La *pulsion de savoir, les pulsions sexuelles et la pulsion de mort* se trouvent mêlées, en général, mais plus encore en médecine. Les fresques pornographiques des salles de garde disent cette rencontre d'Éros et Thanatos. Qu'il s'agisse aussi, aujourd'hui, de voir des molécules ne change rien à la nature de la pulsion. Le médecin est un savant, pas un soignant. Ce n'est pas pour rien que l'usage distingue les médecins et les soignants. Le désir du médecin est d'abord un *désir de guérir*, avant d'être un désir de soigner. Plus encore, l'idéal médical est l'éradication des maladies, la maîtrise de la nature et de la mort. Le médecin peut devenir (ou redevenir ?) soignant lorsque la mort s'impose à lui et qu'il l'accepte non comme un échec mais comme un fait de vie qu'il convient d'accompagner. Nous évoquons là les soins palliatifs. Ou encore lorsque la maladie s'impose à lui, irréversible, chronique, incurable. Mais tant que la mort n'apparaît pas inéluctable, ou tant qu'elle n'est pas acceptée comme fait de vie, tant que la maladie est encore au moins un peu maîtrisable, le médecin lutte, combat, s'acharne parfois (les métaphores guerrières ne manquent pas en médecine : que l'on songe à l'arsenal thérapeutique, à la dose d'attaque, etc.). La dimension du « care », du prendre soin, n'est pas proprement, en tout cas ni spontanément ni premièrement la dimension médicale.

La pulsion d'emprise sur le malade fut à l'œuvre dans la constitution historique du soin dans *l'occident chrétien*. La religion chrétienne trouva dans la maladie, la souffrance, de quoi alimenter la rédemption. Les premières structures de soin, annexes des abbayes, puis les Hôtels-Dieu, furent bien l'œuvre du clergé, qui durant tout le Moyen Âge et même au-delà, s'empara du soin (comme d'ailleurs de toute la société). La passion du Christ rappelle au chrétien que le fils de Dieu a souffert pour le salut des hommes. En retour, les hommes trouvent dans leur souffrance une occasion de racheter leurs péchés, et l'Église se souciera de les y aider, peut-être davantage en les encourageant à vivre leur dette (la rédemption est, littéralement, un rachat) qu'en tentant de les soulager (un soulagement trop grand risquant d'affaiblir le rachat). Il convient de garder à l'esprit que le désir de soigner s'inscrit, au moins dans la civilisation occidentale, sur la toile de fond du christianisme, où la passion est à la fois douleur, *pathos*, et enthousiasme, littéralement *en theos*, en Dieu. Le désir de soigner se mue parfois en *passion de soigner*, avec les dérives sadiques qu'on peut pressentir.

La pulsion d'emprise sera dans la pensée freudienne associée à la pulsion sexuelle pour devenir *sadisme*, avant de devenir une forme de la pulsion de mort. Le *primum non nocere*, d'abord ne pas nuire, des hippocratiques, cette mise en garde en forme d'interdit formulé à l'aube de la médecine occidentale humaniste, pourrait s'entendre comme un rempart à une tentation, une pente, ou une pulsion qui serait précisément de nuire. Certes, cette mise en garde rappelle que le *pharmakon* est tout autant le poison que le remède. Mais prescrire de ne pas nuire, prescrire de respecter le malade peut aussi révéler que le médecin pourrait être tenté de nuire ou de ne pas respecter. Tentation certes latente, potentielle, mais non sans lien possible avec une pulsion sadique apparemment paradoxale pour qui se propose de prendre soin de, mais en tout cas suffisamment menaçante pour que soit formulé l'interdit. L'un des destins d'une pulsion, Freud y a insisté, est de pouvoir s'inverser. La pulsion soignante n'échappe pas à ce destin possible, sans lequel il serait difficile de rendre compte des souffrances qu'engendra la médecine dans son histoire (il suffit de songer à ce que fut la chirurgie avant l'ère de l'anesthésie), ni non plus des expérimentations conduites par des médecins nazis. Il faut se souvenir que le traitement de la douleur dut être rappelé par voie législative aux médecins français il y a seulement quelques années. Et c'est peut-être bien cette pulsion de mort du soignant que le législateur pressent, redoute et veut prévenir, en ne légalisant pas le suicide médicalement assisté. Les agonies humaines sont-elles acceptables, alors qu'elles sont communément épargnées aux animaux ? Et n'est-il pas frappant que c'est principalement au nom de la « dignité » que les agonies humaines sont tolérées, alors qu'on peut tout autant les juger, précisément, indignes ?

De la même façon que l'église eut la main mise sur la maladie et la douleur pour en faire des valeurs rédemptrices, la médecine et les soignants, héritiers historiques de l'église, exercèrent longtemps, et exercent probablement encore aujourd'hui, un pouvoir de domination, d'emprise sur l'homme affaibli qu'est le malade. Emprise aussi sur l'homme en général, pas seulement sur le malade, tant il est clair que les médecins et les soignants sont mis en position de relayer l'idéologie de la vie saine à travers le néohygiénisme triomphant que nous connaissons aujourd'hui. L'idéologie de la santé, de la prévention, n'est pas sans lien avec la sainteté, la pureté.

La pulsion d'emprise sur l'autre, dans le soin, trouve dans la *structure hystérique* une occasion de se déployer. Le malade, surtout le malade grave, serait l'objet idéal de l'hystérique en tant qu'il est doublement insatisfaisant : affaibli, impuissant, il ne peut satisfaire aucune sexualité. Il offre même la garantie de cette insatisfaction. Et s'il est gravement malade au point de ne pouvoir guérir, il « garantit » aussi qu'il sera toujours à soigner. Cette double insatisfaction (ni sexualité ni guérison possibles) s'alimente de la possibilité de le dominer, de le posséder, de le manipuler, d'en jouir, comme d'un objet phallique. Insatisfaction et domination sont bien parmi les traits de la structure hystérique. En position de soignant, l'hystérique « gagne » sur tous les fronts, et son insatisfaction peut entretenir le désir de soigner. Mais tous les soignants n'ont pas une structure hystérique ! On trouve aussi, parmi eux, parmi nous, des obsessionnels, des soignants soigneux et besogneux, plaçant haut l'idéal du soin, au point parfois d'y souffrir, notamment quand le malade résiste, que le symptôme se répète et insiste, que l'inobservance thérapeutique se constate.

Car le désir de soigner, s'il rencontre souvent chez le malade le désir d'être soigné, peut aussi rencontrer le *désir de ne pas être soigné*, mais seulement reconnu comme malade, et maintenu dans sa maladie. La lettre de la demande de soin peut être à l'opposé du fond de la demande : tous les « malades » ne « veulent » pas guérir, car le symptôme peut être quelque chose dont on peut jouir au point d'y tenir plus qu'à tout.

5- Les « valeurs » traditionnelles du soignant résulteraient de la sublimation des pulsions soignantes « négatives », comme la pulsion d'emprise, et de l'existence de pulsions soignantes « positives », comme la pulsion d'empathie

Ainsi le désir de soigner trouverait ses sources tout à la fois dans le désir d'être soigné, la pulsion de vie, la pulsion d'empathie, la pulsion d'emprise et ses avatars, pulsion scopique, pulsion de savoir, pulsion sexuelle et pulsion de mort. La teneur de ces soubassements (hormis la pulsion d'empathie) contraste de façon saisissante avec la magnification de la position/vocation soignante, où l'on trouve habituellement abnégation, humanisme, dévouement. Ces « valeurs » résulteraient donc en partie de la *sublimation* des soubassements les plus sombres de la pulsion soignante. Mais peu importe, si la *solidarité*, qu'on peut tenir pour l'une des plus hautes valeurs de l'humanité, se trouve *in fine* être un puissant agent du désir de soigner.

Cette solidarité humaine pourrait aussi provenir de l'insupportable vision de la souffrance de l'autre et de la projection qu'elle suscite. Les neurones miroirs, possibles bases neurobiologiques de la pulsion d'empathie (et donc de la pulsion soignante) que nous évoquions en introduction, pourraient ainsi être en lien avec la *pulsion autoprotectrice* postulée par Freud. En effet, on peut admettre que l'insupportable vision de l'autre souffrant puisse engendrer la nécessité de se protéger soi-même de cette souffrance, en soignant l'autre souffrant. Comme l'humain, certains animaux semblent bien dotés d'un instinct soignant, peut-être *via* les neurones miroirs.

6- Quels qu'en soient les sources et les méandres, le désir de soigner doit s'articuler à une éthique du soin

C'est en élucidant les causes du désir qu'on se donne une chance de ne pas les voir ressurgir, nous jouer en nous dominant ou nous pervertissant, tant il est vrai que ce qui sous-tend le désir est évidemment toujours prompt à se manifester.

Encore une fois, que le respect du malade soit au fondement de la déontologie, de la loi et de l'éthique, nous paraît révéler que l'irrespect et l'emprise sont des dérives possibles de la relation de soin, qu'il convient d'éviter ou de contenir. Si tel n'était pas le cas, si ce risque n'existait pas, si le respect était spontané, il n'aurait pas été nécessaire de rappeler avec autant d'insistance, avec autant de solennité qu'il faut respecter le malade. Et si les perspectives sadiques étaient totalement étrangères aux pulsions soignantes, l'injonction faite aux médecins et aux soignants de soulager la douleur et de ne pas donner la mort n'aurait pas eu lieu d'être.

Mais le respect est évidemment plus que l'absence d'irrespect. Et aussi davantage qu'une tentative d'atténuer le caractère asymétrique de la relation de soin. Avoir à l'esprit cette asymétrie permet en effet de prévenir l'emprise. Mais il ne s'agit pas de supprimer ni même d'atténuer l'asymétrie, qui est une donnée consubstantielle de la relation de soin. Il convient aussi de composer avec, en postulant une *égalité fondamentale* qui va non pas se substituer à l'asymétrie, irréductible, mais s'y ajouter. L'horizon de cette égalité de principe est l'*autonomie* du sujet. Celle-ci impose au soignant de s'inquiéter des attentes, des représentations imaginaires, des choix, des préférences, bref des désirs du malade. Cette inquiétude est mise en œuvre par l'attention flottante portée aux événements de vie, aux correspondances symboliques ou chronologiques, aux signifiants, au jeu des mots, aux équivoques des homophonies, aux incongruités syntaxiques, aux lapsus, etc. Cette inquiétude, qui doit être au cœur de *l'intention de soin*, de l'éthique du soin, va nourrir de sens l'acte de soin, sens explicitement partagé par le soignant et le soigné autour d'un projet de soin, et pas seulement sens donné par le soignant, qui doit se garder des interprétations hâtives ou sauvages, des constructions ou, pire, des révélations de sens, sans pour autant renoncer à interpréter de façon hypothétique, provisoire, révisable. Seule l'inquiétude du soignant permet de proposer des choix de soin adaptés au sujet. L'*adaptation* à la singularité absolue de chaque sujet est bien une nécessité, un impératif éthique. Cette adaptabilité du soignant ne peut advenir sans un intérêt authentique porté à l'histoire du sujet. D'être entendu avec intérêt dans sa demande patente, le sujet a plus de « chance » de l'être aussi quant à ce qu'il en est du fond de sa demande. Ainsi le désir de soigner, ce *desidere* que nous évoquions au début de cette réflexion en tant que « vide » né du détournement de l'objet primitif, viendrait à se muer en *considere*, en considération du sujet.

Mais cette « considération » du sujet soigné, qui vient en quelque sorte combler la « desideration », le désir de soigner, doit trouver à s'accorder, quand il le faut, avec ces autres dimensions du soin que sont la prescription, l'ordonnance, parfois la restriction, l'interdit, voire l'injonction.

Reste le problème du temps que prennent cette considération du sujet, cette attention, cette inquiétude. Par ces temps de productivisme, de normalisation des pratiques, d'évaluation des résultats, le temps est compté et la relation de soin risque fort d'être déshumanisée. Et cette déshumanisation risque de faire ressurgir les pulsions soignantes les plus problématiques, qui avaient pu être refoulées et sublimées.

AUTRES PUBLICATIONS

de l'Institut de Psychologie et Sociologie Appliquées de l'Université Catholique de l'Ouest - Angers

Cahiers de l'IPSA

N° 1 - *Fonctions du diagnostic dans les pratiques sociales*, J.P. Boutinet (dir.), 1980, 138 p.
N° 2 - *Aspects du diagnostic*, J.P. Boutinet (dir.), 1980, 121 p.
N° 3 - *L'insertion professionnelle des jeunes*, G. Minguet (dir.), 1982, 170 p.
N° 4 - *Pédagogie et thérapie*, J.P. Boutinet (dir.), 1982, 86 p.
N° 5 - *Changements et développement local*, 1982, collectif, 120 p.
N° 6 - *Pratiques de formation*, collectif, 1983, 133 p.
N° 7 - *La création d'entreprise*, A. Daniel, G. Minguet (dir.), 1983, 168 p.
N° 8 - *Sainte-Christine-en-Mauges*, J. Brouard (dir.), 1983, 186 p.
N° 9 - *La naissance, le mariage, la mort en Anjou*, J. Brouard (dir.), GREA, 1984, 158 p.
N° 10 - *L'identité professionnelle de l'infirmière*, J. Bineau (dir.), GRIPI, 1984, 176 p.
N° 11 - *Violence et agressivité*, C. Bourlès (dir.), 1985, 114 p.
N° 12 - *Radiographie des Angevins*, t. I, J. Brouard (dir.), 1988, 190 p.
N° 13 - *Les jeux de simulation, du ludique au pédagogique*, C. Bourlès, 1989, 252 p.
N° 14 - *Radiographie des Angevins*, t. II, J. Brouard (dir.), 1992, 200 p.
N° 15 - *L'amour*, 1994, P. Martin (dir.), 1994, 150 p.
N° 16 - *Le désir*, 1994, A. Mouchès (dir.), 1994, 140 p.
N° 17 - *L'évaluation psychologique*, A. Egido (dir.), 1995, 150 p.
N° 18 - *Les jeux de simulation et les situations d'apprentissage interactives*, C. Bourlès (dir.), 1995, 167 p.

Cahiers publiés aux Éditions L'Harmattan

N° 19 - *Gestion de crise*, M.-T. Neuilly (dir.), 1996, 279 p.
N° 20 - *Amour et création*, P. Martin (dir.), 1998, 242 p.
N° 21 - *De l'illusion psychique aux illusions sociales*, A. Mouchès (dir.), 1999, 188 p.
N° 22 - *Psychologie et justice : des enjeux à construire*, A. Egido et C. Duflot (dir.), 2003, 288 p.
N° 23 - *Du Scribe au poète – l'expérience clinique et l'écriture*, N. Bioret, A.-M. Gardey, P. Martin-Mattera (dir.), 2008, 236 p.

Numéros spéciaux

- *Pratiques du WISCR*, C.N. Cottenceau, 3e édit., 1990.
- *Traitenq, logiciel de traitement d'enquêtes*, L.A. Vallet, 3e édit., 1992.
- *Le jeu du chômage*, C. Bourlès (dir.), 1993.
- *Tchernobyl, 10 ans après*, M.-T. Neuilly (dir.), 1996.
- *L'école, un champ pour des pratiques psychologiques*, I. Grangereau, 1997.
- *La transmission de la clinique à l'université*, n° « 20 ans du C.P.C. », C. Savinaud, Ph. Grosbois (dir.), 2008.

Autres ouvrages récents

Auteurs	Titres
J.P. Boutinet	*L'Abécédaire de la VAE*, Éd. Érès, 2009.
J.P. Boutinet et *alii*	*Où sont passés les adultes ?*, Éd. Téraèdre, 2009.
V. Martin-Lavaud	*Le monstre dans la vie psychique de l'enfant*, Éd. Érès, 2009.
B. Carteron	*Identités culturelles et sentiment d'appartenance en Nouvelle-Calédonie*, Éd. L'Harmattan, 2008.
G. Houdeville	*Le métier de sociologue en France depuis 1945, Renaissance d'une discipline*, PUR, 2008.
P. Martin-Mattera (sous la dir.)	*Initiation à la psychologie : comment devenir psychologue ?*, Éd. Vuibert, 3e éd. revue, 2008.
C. Heslon	*Accompagner le grand âge. Psycho-gérontologie pratique*, Paris, Éd. Dunod, 2008.
M. Saïet	*Femmes et doudou. L'objet de l'endormissement*, PUF, 2008.
C. Heslon	*Petite psychologie de l'anniversaire*, Éd. Dunod, 2007.
J.P. Boutinet, J.Y. Robin et *alii*	*Penser l'accompagnement adulte*, PUF, 2007.
P. Moulévrier	*Contributions à une sociologie des conduites économiques*, Éd. L'Harmattan, 2006.
B. Carteron	*L'engouement associatif pour l'histoire locale. Le cas du Maine-et-Loire*, L'Harmattan, 2005.

P. Martin-Mattera	*Théorie et clinique de la création*, Éd. Anthropos/Économica, 2005.
C. Savinaud	*Fondations subjectives de la Pensée*, Éd. L'Harmattan, 2004.
J.P. Boutinet	*Psychologie des conduites à projet* (4e éd.), PUF, 2004.
J.P. Boutinet	*Anthropologie du projet*, PUF, 2004.
B. Carteron	*Châtelains et paysans de St-Hilaire-de-Loulay*, Éd. Hérault, 2003.
B. Raveleau (sous la dir.)	*L'individu au travail : Antagonismes d'une transformation sociale*, Éd. L'Harmattan, 2003.
A. Morille et P. Martin (dir.)	*Fondations subjectives du temps*, Éd. L'Harmattan, 2002.
P. Moulévrier	*Le mutualisme bancaire. Le Crédit Mutuel de l'Église au marché*, PUR, 2002.
J.P. Boutinet	*Psychologie de la vie adulte* (3e éd.), PUF, 2002.
H. Paillat-Jarousseau	*Une terre pour cultiver et habiter. Anthropologie d'une localité de l'Île de la Réunion*, Éd. L'Harmattan, 2001.

Pour toute information, contactez :

CERIPSA
IPSA
Université Catholique de l'Ouest
3, place André Leroy
B.P. 10808
49008 Angers cedex 01

Direction du CERIPSA : Claude Savinaud / Alain Mouchès.
Tél. : 02 41 81 64 87

Tél. (Accueil - Secrétariat IPSA) : 02 41 81 66 19
Courriel : ipsa@uco.fr
Site Internet : http://www.uco.fr/ipsa

L'HARMATTAN, ITALIA
Via Degli Artisti 15 ; 10124 Torino

L'HARMATTAN HONGRIE
Könyvesbolt ; Kossuth L. u. 14-16
1053 Budapest

L'HARMATTAN BURKINA FASO
Rue 15.167 Route du Pô Patte d'oie
12 BP 226
Ouagadougou 12
(00226) 76 59 79 86

ESPACE L'HARMATTAN KINSHASA
Faculté des Sciences Sociales,
Politiques et Administratives
BP243, KIN XI ; Université de Kinshasa

L'HARMATTAN GUINÉE
Almamya Rue KA 028
En face du restaurant le cèdre
OKB agency BP 3470 Conakry
(00224) 60 20 85 08
harmattanguinee@yahoo.fr

L'HARMATTAN CÔTE D'IVOIRE
M. Etien N'dah Ahmon
Résidence Karl / cité des arts
Abidjan-Cocody 03 BP 1588 Abidjan 03
(00225) 05 77 87 31

L'HARMATTAN MAURITANIE
Espace El Kettab du livre francophone
N° 472 avenue Palais des Congrès
BP 316 Nouakchott
(00222) 63 25 980

L'HARMATTAN CAMEROUN
Immeuble Olympia face à la Camair
BP 11486 Yaoundé
(237) 458.67.00/976.61.66
harmattancam@yahoo.fr

L'HARMATTAN SÉNÉGAL
« Villa Rose », rue de Diourbel X G, Point E
BP 45034 Dakar FANN
(00221) 33 825 98 58 / 77 242 25 08
senharmattan@gmail.com

597602 - Février 2015
Achevé d'imprimer par

1livre.com
du rêve à la réalité !

www.ingramcontent.com/pod-product-compliance
Lightning Source LLC
LaVergne TN
LVHW050819061126
851857LV00012B/887